CONTRIBUTION A L'ÉTUDE

DE LA

SEPTICÉMIE PUERPÉRALE

CONTRIBUTION A L'ÉTUDE

DE LA

SEPTICÉMIE PUERPÉRALE

PAR

Le D' H.-A. D'ESPINE,

Interne en médecine et en chirurgie des hôpitaux de Paris,
Elève lauréat de l'Académie de Genève (prix Davy, 1865),
Membre de la société helvétique des sciences naturelles.

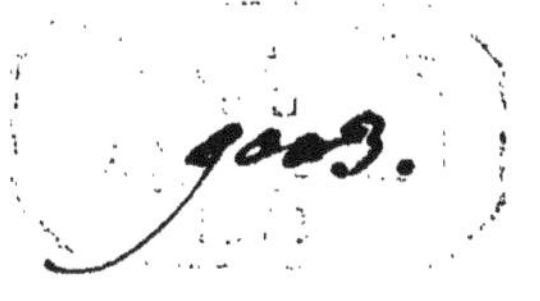

PARIS

LIBRAIRIE J.-B. BAILLIÈRE et FILS,

19, Rue Hautefeuille, près le boulevard Saint-Germain.

1873

CONTRIBUTION A L'ÉTUDE

DE LA

SEPTICÉMIE PUERPÉRALE

INTRODUCTION

On a tant parlé, tant écrit sur la fièvre puerpérale, qu'il n'existe peut-être aucun sujet dans la pathologie plus difficile à aborder et à traiter d'une manière satisfaisante. La nature des causes a été l'objet de discussions passionnées. Notre but en publiant les recherches que nous avons faites en 1869 à l'hôpital Necker, sous la direction de notre cher maître le Dr Laboulbène, n'est point de toucher à ce point si obscur et si controversé; ce travail a un but plus modeste, celui d'étudier dans les suites de couches les différentes formes de l'intoxication puerpérale, et de montrer par une chaîne non interrompue d'observations, que toutes ces formes dont les termes extrêmes peuvent paraître étrangers les uns aux autres appartiennent pourtant à la même famille.

Depuis que les recherches anatomo-pathologiques ont marché de pair avec une observation clinique plus rigoureuse et plus impartiale, on a été obligé de reconnaître que la puerpéralité n'est pas régie par des influences ou des lois spéciales, et que, si les conditions anatomiques particulières au traumatisme utérin et les modifications imprimées à l'organisme par la gestation peuvent donner un cachet particulier au processus pathologique, néanmoins il n'y a pas de différence d'essence, de nature, entre les fièvres puerpérales et les fièvres chirurgicales; elles sont sœurs; les découvertes faites dans un de ces domaines s'appliquent du même coup à l'autre, de sorte que si l'on par-

vient à résoudre la question de l'intoxication purulente, de l'é-
rysipèle, de la pourriture d'hôpital, en un mot de tous les em-
poisonnements auxquels sont exposés les blessés, on aura résolu
en même temps les problèmes que soulève l'étude des fièvres
puerpérales.

Van Swieten (1) est le premier qui ait inauguré dans la puerpéralité une voie scientifique ; il était déjà frappé du rapport
qui existe entre la femme en couche et les blessés, et il expli-
quait en ces termes la cause de la fièvre de lait :

« Videtur hinc valde probabile esse febriculam illam, quæ in
« puerperiis lactea solet dici, non tantum ab lacte ad mammas
« delato nasci, sed etiam a depuratione uteri per blandam talem
« et superficiariam suppurationem. »

Ces lignes remarquables passèrent inaperçues au moment où
elles furent écrites, et l'ancienne théorie de la rétention des lochies continua à trôner jusqu'au commencement de ce siècle,
où Puzos la remplaça par la théorie bâtarde de la métastase lai-
teuse.

Il faut arriver en 1830 pour trouver des observateurs et non
plus des théoriciens. Cette époque, essentiellement française, si
féconde en travaux de tout genre, et qui est restée classique pour
la médecine de tous les pays, sous l'influence d'hommes émi-
nents, tels que Louis, Cruveilhier, devait faire faire un pas important à l'étude des suites de couches.

Les travaux de Dance, de Tonnelé, de Duplay, de Cruveilhier
fondèrent l'anatomie pathologique de la fièvre puerpérale.
Néanmoins, tandis que la plupart de ces auteurs se bornent à
décrire les lésions, Cruveilhier reprend l'idée de Van Swieten
et cherche à relier l'anatomie pathologique aux symptômes. Il
compare la femme qui vient d'accoucher à un individu qui
vient de recevoir une blessure grave; la surface de l'utérus à
une vaste solution de continuité, la fièvre de lait à la fièvre
traumatique.

« Pour réparer cette vaste solution de continuité, une fièvre

(1) Van Swieten· Comment. in Boerh. Paris, 1705. IV, § 1329, p. 536.

traumatique est nécessaire : cette fièvre traumatique s'appelle *fièvre de lait*, parce qu'en vertu de lois faciles à saisir dans leur but, impossibles à saisir dans leurs moyens, cette fièvre est accompagnée de la sécrétion lactée dans les mamelles (1). »

A la réunion par première intention répond une guérison sans fièvre, sans lochies purulentes de la femme en couche ; ce mode de guérison est excessivement rare, parce qu'il faut que la muqueuse soit reproduite et que l'équilibre de la circulation se rétablisse.

« Le pus de la surface interne de l'utérus s'appelle *lochies* ; les lochies, comme le pus des plaies, sont par leur quantité et par leur qualité le thermomètre de l'état général. »

La thrombose utérine au niveau du placenta est un fait constant après l'accouchement, comme la coagulation sanguine dans les vaisseaux lésés par un traumatisme extérieur.

Virchow (2), dans son travail sur les coagulations sanguines, reprend la comparaison de Cruveilhier et en démontre la justesse par l'étude plus approfondie des changements que subit l'utérus au moment de l'accouchement. L'œuf, en se détachant, entraîne la plus grande partie de la caduque, partie hypertrophiée et superficielle de la muqueuse utérine. Dans quelques cas rares, la caduque reste tout entière ; dans d'autres plus fréquents, les couches profondes de la muqueuse sont détachées, le tissu musculaire reste à nu et présente une surface saignante, due à la rupture des petits vaisseaux rampant sous la muqueuse. Le détachement du placenta détermine la béance des gros sinus utérins.

A la plaie utérine il faut joindre bien souvent la déchirure du col de l'utérus, de la fourchette et du périnée.

Tandis que les petites solutions de continuité suivent les lois ordinaires de la cicatrisation, la plaie placentaire est singulièrement favorisée dans son travail de cicatrisation par la rétraction de l'utérus, qui en rétrécit le champ et détermine une thrombose des sinus physiologiques.

(1) Cruveilhier. Atlas d'anat. path., 13° liv.
(2) Virchow. Gesamelte. Abhandlungen, 1865, p. 597.

Nous trouvons dans une communication du professeur Rodolphe Meier (1), l'exposé des derniers travaux sur les changements que subit l'utérus au moment de l'accouchement. On sait qu'en France cette question a été spécialement étudiée par M. le professeur Robin (2).

Duncan (3), en Angleterre, compare la régénération de la muqueuse de l'utérus à celle de la peau et des autres muqueuses; seule, celle du col se dépouille fort tard, aussi le col est-il le siége de prédilection des affections utérines puerpérales.

La couche profonde ou externe de la muqueuse prolifère dans les derniers temps de la grossesse et facilite ainsi la séparation de la couche interne superficielle. Après la chute de la caduque, la formation de cellules jeunes continue. Il se forme sur la surface utérine à nu, une couche exsudative, blanchâtre; ce liquide est entraîné avec le sang récent et ancien accumulé dans la cavité utérine, et, joint aux débris des membranes, forme *les lochies*. Il faut, pour être complet, ajouter à ces lochies utérines celles qui proviennent des plaies de la vulve, du vagin et du col de l'utérus. Le liquide est loin d'être homogène et peut varier dans sa composition et ses altérations, suivant que le sang épanché aura été abondant, se sera parfaitement écoulé au dehors, ou que la cicatrisation des diverses plaies aura suivi une marche plus ou moins normale.

Ces données physiologiques étaient indispensables à l'intelligence de la pathologie puerpérale, et la méthode que nous avons suivie après beaucoup d'autres dans ce travail n'est que le corollaire des prémisses établies par Cruveilhier. Aussi la meilleure introduction à des recherches sur les suites de couches consiste-t-elle à exposer l'état de la science sur les fièvres chirurgicales consécutives au traumatisme.

Les deux discours du professeur Verneuil (4) sont, à coup

(1) R. Meier. Verhandl der Naturf. Geselsch. Freiburg, 1862; in B. II, 4, p. 479.

(2) Robin. Mémoire sur les modifications de la muqueuse utérine.

(3) J. Mathews Ducan. Trans. of the obstetrical Soc. of London, IV, 1863 p. 107-112.

(4) Acad. de méd., séance du 8 juin 1869, du 5 et du 25 avril 1871.

sûr, le résumé le plus lucide et le mieux fait des recherche récentes sur la fièvre des blessés; une connaissance approfondie des travaux français et étrangers, jointe à son expérience personnelle, lui a permis de donner une formule générale à la série des accidents qui, sous le nom de fièvre traumatique, septicémie, infection purulente, étaient connus depuis longtemps par les observateurs de tous les pays. Pour apprécier impartialement cette exposition, il faut, croyons-nous, en faire deux parts : la partie clinique et la partie dogmatique, les *faits* et la *théorie*. Si des objections ont été faites à la seconde, la première, au contraire, est solidement établie sur l'observation et peut servir de base à une comparaison entre le traumatisme et la puerpéralité, comme nous essayerons de le démontrer.

Les faits, sur lesquels s'appuie le professeur Verneuil, sont de deux sortes : *expérimentaux* et *cliniques*; la théorie cherche leurs points communs et réunit dans une synthèse l'étiologie des accidents semblables chez l'homme et les animaux. Examinons successivement ces deux parties :

1° *Faits expérimentaux.* — L'injection de sérosité ou de pus modifié par le contact de l'air détermine un empoisonnement caractérisé par la fièvre, une perte rapide du poids, des troubles digestifs, et par des accidents locaux inflammatoires. Les résultats sont les mêmes, que le liquide septique ait été introduit directement dans les veines ou dans le tissu cellulaire. En employant toujours des solutions filtrées, on n'obtient jamais d'abcès métastatique; c'est la *septicémie expérimentale*, si bien décrite par Gaspard, Magendie, Stich, et plus tard par O. Weber et Billroth. Les *abcès métastatiques viscéraux* qui caractérisent la pyohémie ont été, au contraire, obtenus en injectant dans le système veineux des solutions non filtrées, contenant des particules solides septiques (Sédillot, Virchow, Panum, Weber). Les seules lésions vraiment caractéristiques de la septicémie expérimentale sont la décomposition cadavérique plus rapide, l'hyperémie de la muqueuse intestinale s'accompagnant souvent d'ulcérations, de psorentérie ou de diphthérite; dans les cas où la vie s'est prolongée, une congestion intense des viscères, des poumons et de la rate en particulier, et des ecchymoses dans le poumon et sous les séreuses (Stich, Virchow). La symptomatologie varie suivant la *dose* et la répétition plus ou moins rapprochée des injections. La *fièvre* en est le phénomène caractéristique. En variant les doses, Billroth et Weber ont obtenu tous les degrés de la fièvre infectieuse, depuis la légère oscillation du thermomètre que l'on retrouve dans la fièvre traumatique, jusqu'à la courbe accidentée à poussées intermittentes qui caractérise chez l'homme l'infection purulente. Une forte dose foudroie l'animal, en amenant, après une courte élévation du thermomètre, une descente rapide au-dessous de la normale. Une dose moins forte développe une fièvre rémittente continue, qui disparaît si l'animal élimine le poison, et reparaît par accès si on l'entretient par de nouvelles injections plus faibles de substance toxique, jusqu'à ce qu'enfin l'organisme saturé succombe à ces intoxications successives.

Telle est en raccourci l'histoire de la septicémie et de la pyohémie expérimentale, qui fournit à la pathologie générale des points de comparaison sérieux et intéressants. Ajoutons que M. Bouley (1), dans un discours fort remarqué, a complété son histoire en insistant sur l'influence des espèces animales, le degré de résistance fort différent qu'elles opposent à l'action du poison septique, et sur la manière dont elles réagissent à son égard, les unes suppurant difficilement (bœuf, chien), les autres se rapprochant, au contraire, de l'espèce humaine, par la facilité avec laquelle s'établit la suppuration (lapin, cochon, cheval).

2° *Faits cliniques.* — En établissant, d'une part, les différentes variétés et les degrés divers de la fièvre chez les blessés, et, de l'autre, l'impossibilité de tracer une ligne de démarcation nette entre ces diverses formes, le professeur Verneuil, d'accord en

(1) Discours à l'Acad. de méd., séance du 21 mars 1871, Gaz. méd., XII, 1871. — Nous passons volontairement sous silence la discussion qui se poursuit en ce moment à l'Académie de médecine sur la septicémie expérimentale, toute conclusion nous paraissant prématurée en raison du petit nombre de faits produits et le peu de variété introduite dans les conditions de l'expérience.

cela avec beaucoup de chirurgiens étrangers, a fourni des données sérieuses au problème qui nous occupe. Ce n'est évidemment pas par esprit de système qu'on a reconnu et décrit des
types différents de fièvres chirurgicales; et la question pratique
du pronostic justifierait à elle seule, au besoin, la distinction
entre la fièvre traumatique, la septicémie aiguë et chronique, et
la pyohémie.

Mais en prenant à part, l'une après l'autre, chacune de ces
espèces si bien définies en apparence, on se convainc bien
vite, par l'observation de tous les jours, de l'impossibilité d'en
donner une description uniforme et de délimiter exactement le
moment où l'une commence et où l'autre finit. Entrons dans
quelques détails qui trouveront une confirmation intéressante
dans l'histoire des fièvres puerpérales. La fièvre traumatique n'a
aucun type particulier; c'est le premier des accidents fébriles
que présente un blessé, c'est en même temps le plus léger; mais
pour peu que la plaie soit un peu étendue et que de larges voies
d'absorption aient été ouvertes, comme dans toutes les lésions
osseuses, elle se lie toujours à une *fièvre secondaire* (Nachfieber)
qui a tous les caractères d'une fièvre d'infection. La question de
la fièvre traumatique n'est pas encore vidée; plusieurs chirurgiens la regardent néanmoins comme une première ébauche de
l'infection. Dans les traumatismes graves, où les tissus sont rapidement décomposés, et les produits de sécrétion de la plaie
sont, dès le début, profondément altérés et fétides, la fièvre
secondaire s'accompagne d'accidents graves du côté du tube digestif, tels que nausées, inappétence, diarrhée; les traits s'altè-
rent, le pouls se déprime, le sensorium est atteint, et, peu de
temps après le début de la fièvre traumatique, le malade succombe à une infection rapide, que l'on a appelée la *septicémie
aiguë* (1), après avoir eu une fièvre assez élevée, sans type caractéristique. Les cas intermédiaires sont les plus fréquents : le
blessé présente, vers la fin du premier jour ou au commencement
du second, un accès fébrile léger, qui se dessine plus nettement le

____

(1) Voir la thèse de A. Blum., sur la septicémie chir. aiguë. Strasbourg,
1870.

troisième jour et prend la forme d'une fièvre rémittente ou subcontinue pendant la première semaine. L'état général, qui était
très-bon au début, s'altère peu à peu ; il y a de l'inappétence,
souvent un peu de diarrhée, de la céphalalgie, de l'insomnie et
quelquefois du subdélirium. Vers la fin de la première semaine
ou au commencement de la seconde surviennent des frissons
qui se répètent ; la teinte devient plombée, subictérique, et le
malade succombe après un temps plus ou moins long, en ayant
eu une fièvre plus élevée et plus intermittente que dans la première semaine. C'est le tableau de l'*infection purulente classique;*
dans ce cas l'absence d'abcès métastatiques n'est pas une rare
exception, et l'auptosie ne révèle souvent pour toute lésion
qu'une hyperémie des viscères (rate, poumons, reins), quelquefois des ecchymoses sous-séreuses et une décomposition cadavérique rapide. C'est encore de la *septicémie*, malgré toute la série
des accidents pyémiques ; c'est seulement une forme moins foudroyante que celle que nous avons décrite. Les *abcès métastatiques*
viscéraux ne sont donc pas caractéristiques de l'infection purulente ; ils en sont simplement une complication terminale. Aussi
comprend-on mieux aujourd'hui la signification de ces fièvres
chirurgicales avec frissons et autres signes d'intoxication, qu
finissent par guérir, parce qu'elles n'ont pas été compliquées de
lésions internes irrémédiables. La pathogénie des abcès viscéraux d'ailleurs n'est point encore suffisamment éclaircie. L'anatomie pathologique n'a point confirmé pour beaucoup d'entre
eux l'origine embolique dont la possibilité a été démontrée
expérimentalement, soit que le corps du délit se dérobe aux recherches les plus minutieuses, soit que la forme même et la
structure de ces abcès exclue toute idée d'obstruction vasculaire ; notre cher maître, le Dr Ranvier (1), a publié à cet égard,
dernièrement, des recherches neuves et originales.

Après cet exposé des accidents généraux qui compliquent le
traumatisme chirurgical, nous pouvons aborder avec plus de

(1) *Gazette médicale de Lyon*, avril 1871.

fruit l'étude des fièvres puerpérales. L'anatomie pathologique et la clinique démontrent également que c'est l'*utérus* qui est le point de départ de l'infection; c'est là qu'il faut chercher l'origine du *poison*, et les conditions spéciales qui favorisent son *absorption* dans les vaisseaux, pour suivre ensuite ses effets locaux et généraux sur l'économie. Cette proposition, que notre travail a pour but de développer, n'exclut pas la possibilité d'une source d'infection étrangère à la femme, soit par le contact palpable (contagion par le doigt), soit par le contact de l'air absorbé dans l'utérus et chargé de particules septiques (septicémie hétérochthone); elle met en lumière simplement la pathogénie uniforme de ces infections diverses et indique la nécessité d'étudier de près les qualités du *liquide* qui baigne après l'accouchement la plaie utérine et les voies d'absorption dans leurs rapports avec la plaie d'une part et les tissus environnants de l'autre.

A. — Des lochies.

Nous avons déjà indiqué la nature des lochies, leurs modifications successives qui ressemblent de tout point à celles du liquide qui s'échappe d'une plaie. Dans les premières heures, c'est du sang pur; plus tard, il s'altère, devient séreux et contracte rapidement une odeur forte, pénétrante, *sui generis*, qui, dans les couches normales, n'est point fétide; dès le troisième jour, les lochies prennent une teinte jaunâtre qui s'accentue les jours suivants et devient franchement purulente à partir du cinquième ou du sixième jour. Etudiées au microscope, elles présentent tous les éléments du pus, et dans les premiers jours seulement (du deuxième au quatrième surtout), un nombre considérable de bactéries et de vibrions, qui diminuent et disparaissent dans les couches normales non fétides dès que les lochies ont pris les caractères du pus (1). Nous reproduisons ici les résultats les plus saillants de quelques expériences que nous

(1) C'est dans les lochies provenant de l'utérus surtout, qu'on a pu les étudier, parce qu'ils ne peuvent vivre dans les sécrétions acides du vagin (Meyıhof).

avions instituées pour étudier les propriétés toxiques des lochies.

I. — *L'injection dans le tissu cellulaire d'un lapin ou d'un cochon d'inde, faite avec une solution filtrée de sang normal, de mucus vaginal ou d'eau de l'amnios ne détermine pas de fièvre.*

Voici quatre expériences à l'appui (1) :

EXP. I. — Gros cobaye femelle; bien portant.

Temp. normale, 38,9 (aine).

10 décembre 1869. A 2 heures 1/2 de l'après-midi, injection sous-cutanée de 1 gramme de sang défibriné filtré pris sur un homme valide.

Avant l'injection,	38,9
Après 4 h. 1/2 soir.....	38,6
— 9 h. —	38,7
4 décembre, 10 h. matin......	39° Se porte parfait. bien.

(1) Les *lapins* et les *cobays* sont des réactifs très-sensibles aux substances septiques; on sait que l'augmentation de température consécutive aux injections est très-rapide et suit de quelques heures l'absorption du poison; celle, au contraire, qui n'apparaît qu'après vingt-quatre ou quarante-huit heures, est secondaire et liée le plus souvent à l'influence locale déterminée par l'injection; c'est de la première seulement qu'il faut tenir compte (Weber, Billroth). — La *température moyenne normale* est un peu plus élevée chez le lapin que chez le cobaye. D'après nos mensurations, qui concordent avec celles de Billroth, elle oscille, pour le premier entre 38,5 et 39,5, et pour le second, entre 39,5 et 40,5. Il ne faut tenir compte, dans ces expériences, que d'écarts de température bien marqués dépassant d'un demi-degré la normale. Toutes nos températures ont été prises avec un petit thermomètre Alvergniat vérifié sur un thermomètre étalon; la température à l'aine ou sous l'aisselle a été prise de préférence à la température rectale, parce qu'elle est plus constante et moins sujette aux erreurs chez ces petits animaux; sans parler de la difficulté du manuel opératoire, on a des résultats variables dans le rectum, suivant la profondeur à laquelle on enfonce le réservoir, suivant l'état de constipation ou de diarrhée de l'animal, et enfin, il y a de petites variations dues au spasme du sphincter, grâce à la petitesse du réservoir et à la sensibilité du thermomètre. Des essais répétés nous ont montré, au contraire, qu'en nous y prenant toujours de la même façon pour placer et maintenir le thermomètre dans le pli de l'aine ou de l'aisselle, nous avions des résultats constants et comparables. Les expériences ont été faites en novembre et décembre 1869 à l'hôpital Necker.

EXP. II. — Grande lapine blanche pleine.

Température normale moyenne. 39,65.

10 décembre. Injection dans le tissu cellulaire de 1 gr. 25 de la même solution (sang défibriné).

$$
\begin{array}{ll}
\text{2 h. 1}{/}\text{2 soir} & \text{39,5} \\
\text{4} \quad\quad\text{—} & \text{39,8} \\
\text{11} \quad\quad\text{—} & \text{40°}
\end{array}
$$

11 décembre, 10 h. matin....... 39,8

EXP. III. — Lapin brun, mâle, de moyenne grandeur.

Temp. normale moyenne, 40,45.

3 novembre 1869, 6 heures du soir. Injection sous la peau du dos de 1 gr. 25 d'eau de l'amnios brunâtre filtrée, recueillie au moment de la rupture de la poche des eaux.

$$
\begin{array}{ll}
\text{6 h. soir} & \text{40,2} \\
\text{9 h. 1}{/}\text{2 soir} & \text{40,5} \\
\text{11 h. 1}{/}\text{2 soir} & \text{40,4}
\end{array}
$$

4 novembre, matin. 8 h. 1/2....... 40,2

soir, 2 h. 1/2......... 40,4
— 11 h............. 40,5 Va bien.

EXP. IV. — Grande lapine blanche à raies grises.

Temp. normale moyenne, 39,8.

16 décembre. 5 h. du soir. — Injection sous-cutanée de 2 gr. 50 d'une solution filtrée de mucus vaginal dans de l'eau de l'amnios fraîche recueillie avant l'accouchement.

$$
\begin{array}{ll}
\text{5 h. soir} & \text{40,1} \\
\text{9 h. soir} & \text{40,2} \\
\text{Minuit} & \text{39,7}
\end{array}
$$

17 décembre, matin.............. 40,2 Va bien.

II. — *Le sang recueilli après la délivrance et injecté dans le tissu cellulaire ne détermine pas de fièvre appréciable.*

EXP. V. — Petite lapine grise, bien portante.

Temp. normale moyenne, 40,4.

21 décembre, 8 h. 1/2 soir. Injection de 2 gr. à 2 gr. 50 d'une solution filtrée de sang (1) pris dans le vagin de suite après l'accouchement chez une femme sans fièvre.

<pre>
        8 h. 1/2 soir........ 40,2
        10 h. 1/2 soir....... 40,8
        Minuit 1/2......... 40,5
2 décembre, midi................. 40,6 Va bien.
</pre>

Cet animal a servi après une expérience sur les lochies de la fin du premier jour, qui ont déterminé une fièvre immédiate caractérisée par un écart de 1° 1/2 de la normale.

EXP. VI. — Grande lapine (la même que dans l'expérience 2).

Temp. normale moyenne, 39,65.

(1) Voici comment nous nous y prenions pour recueillir le liquide d'expérience. Nous placions pendant une demi-heure de *l'ouate* pure, qui n'avait jamais servi, dans le vagin, après avoir eu soin de faire donner à la femme une injection de propreté. Nous retirions le tampon, le faisions dissoudre dans un peu d'eau distillée, et filtrions la solution ainsi obtenue. L'expérience se faisait aussi rapidement que possible, après avoir retiré le tampon pour ne pas laisser le liquide se corrompre au contact de l'air. Nous avons également pris des soins minutieux de propreté pour nos seringues et les vases qui contenaient les liquides à expérience, afin de n'avoir à tenir compte que de la septicité de la matière à injection. Opérant toujours à peu près de même avec la même quantité d'eau et un tampon de même grandeur, les doses que nous avons employées sont assez comparables entre elles. C'est à dessein que nous les avons prises si faibles ; les doses employées par Weber et Billroth pour des animaux aussi petits sont énormes. En parlant de leurs expériences, notre collègue, le Dr Blum, dans son excellente thèse sur la septicémie chirurgicale, fait remarquer avec raison qu'en faisant abstraction de toutes les autres circonstances, il faudrait injecter à l'homme de 160 à 800 grammes de matière toxique pour obtenir les mêmes effets que Weber et Billroth ont observés chez les lapins et les cobayes, dose évidemment ridicule.

11 décembre, matin.... 39,8

        2 h. soir.. 40° Injection de 2 seringues de sang recueilli après la délivrance.

        6 h. soir.. 39,7

12 décembre, — 40° Va bien.

EXP. VII. — Petit cobaye noir à pelage fauve.
Temp. normale, de 39,8 à 40°.

8 décembre, 9 1/2 matin... 39,8

      10 1/2 — Injection d'une seringue de sang pris au sortir du vagin après l'accouchement.

      1 h. soir..... 40°

    10 h. soir.... 40,4

9 décembre, matin........ 39,8

EXP. VIII. — Grande lapine blanche (la même que dans l'expérience 4).
Temp. normale moyenne, 39,8.

12 décembre, 11 h. soir... 40° Injection dans le tissu cellulaire d'une seringue de sang filtré, pris chez une femme sans fièvre après l'accouchement.

13 décembre, 1 h. matin.. 39,8

     1 h. soir... 39,5

III. — *L'injection d'une solution filtrée des lochies recueillies à la fin du premier jour détermine toujours une fièvre marquée, mais sans autres signes d'intoxication et sans altération notable de la santé, la fièvre ainsi produite disparaît presque aussi vite qu'elle est venue.*

EXP. IX. — Lapin blanc mâle très-bien portant.
Temp. normale moyenne, 40,2.

2 novembre, 9 h. 1/2 soir. Injection de 2 gr. 50, d'une solution filtrée de lochies rosées, à peine odorantes, recueillies à la fin du premier jour, chez une femme dont les suites de couches ont été normales.

9 h. soir......... 40,2

11 h. soir......... 40,5

Minuit 1/2........ 40,7

3 novembre, 8 h. 1/2 matin..... 40,7

Midi 1/2.......... 41,8

6 h. soir......... 41,8

11 h. 1/2 soir..... 41,4

L'animal se porte parfaitement bien; il a mangé comme d'habitude.

4 novembre, 8 h. 1/2 matin..... 40,6,   Va toujours bien.

IV.—*L'injection dans le tissu cellulaire ou sous-muqueux d'une solution filtrée de lochies recueillies à partir du troisième jour détermine une fièvre vive, persistante, un abcès à l'endroit de l'injection, et entraîne souvent la mort de l'animal au milieu des signes de la septicémie.*

EXP. X. — Énorme lapin mâle, brun fauve, très-vif et bien portant. Injection de lochies du 3e jour. Mort rapide; grande dépression de la température.

Temp. normale, 39,7.

30 octobre 2 h. soir.... Injection sous-cutanée de 2 gr. 50 d'une solution étendue de lochies du 3e jour, contenant, au microscope, des leucocytes, des globules pyoïdes et des bactéries (réaction acide) (1).

2 h. soir............ 39,7

5 h. 1/2............. 40,1

8 h. 1/2............. 39,8

(1) Ces lochies ont été prises dans le vagin d'une accouchée primipare qui a eu, à partir du quatrième jour, une forte fièvre rémittente, évidemment de nature infiteuse, ce qui a duré plusieurs jours et l'a affaiblie beaucoup.

31 octobre. Le lapin, qui paraissait hier parfaitement bien jusqu'au soir, est évidemment malade; il est paresseux dans ses mouvements; son train de derrière est affaibli, et quand on l'excite, il ne se traîne que sur les pattes de devant.

Midi................... 37,2
1 h. 1/2 soir.......... 36,5
2 h. 1/2.............. 35,5

Il meurt à 3 heures sans symptômes d'asphyxie.

Autopsie. Après un examen minutieux de tous les organes, on ne trouve rien de particulier, sauf des matières glaireuses dans l'intestin grêle.

EXP. XI et XII. — Injection de lochies du 6e jour ; fièvre, mais sans altération de la santé ; injection de lochies du 3e jour. Mort.

Lapin noir femelle, bonne santé.

Temp. normale, 40°,2.

2 novembre, 9 h. soir.... Injection sous-cutanée de 70 centigrammes d'une solution filtrée de lochies au 6e jour, prises sur la même femme que dans l'expér. 7. Les lochies sont franchement purulentes ; gravis odor très-marqué.

9 h. soir........ 40,2
11 h. soir....... 40,4
Minuit 1/2...... 40,8
3 novembre, 8 h. 1/2 matin.. 41,4
Midi 1/2........ 41,4
6 h. soir....... 42,2
11 h. 1/2........ 42
4 novembre, 8 h. 1/2...... 40,5
9 h. soir....... 40,8
9 h. 1/2 soir....   Injection dans le vagin après scarification de la muqueuse, de lochies filtrées du 3e jour.

<pre>
                  11 h. soir......   40,8
  5 novembre, 8 h. 1/2 matin,.   40,3
            6 h. soir........   42
           11 h. soir......   41,3
  6 novembre, 1 h. soir....... 40,6
            Soir...........   40,8 Va bien.
</pre>

Depuis lors l'animal est mal en train, paresseux dans ses mouvements; les selles, qui étaient solides, sont devenues pâteuses. On voit se développer sur la face externe de la patte antérieure (à un endroit qui ne porte pas dans la marche et qui est éloigné du point de l'injection) une plaque de gangrène sèche; elle est formée d'une croûte brunâtre centrale reposant sur du tissu cellulaire mortifié.

Le 19 novembre, la lapine avorte; je lui fais dans l'utérus, à l'aide d'une sonde d'argent, une injection filtrée de lochies fétides provenant d'un cas de fièvre puerpérale ; en même temps je pratique sur la muqueuse vaginale quelques légères scarifications. Ces injections sont répétées à deux reprises. L'animal, qui a maigri considérablement, est trouvé mort dans sa cabane, le 21 novembre matin.

Autopsie. Petit abcès caséeux au niveau de la ponction souscutanée ; eschare de la patte antérieure en voie de réparation ; ecchymoses sous-pleurales; forte congestion pulmonaire. Injection de la muqueuse intestinale. Pas de trace de tubercules, pas de pus dans le péritoine et les ligaments larges.

Réflexions. L'animal ne s'est nullement ressenti de l'injection de lochies du 6e jour ; sans le thermomètre, qui a révélé une fièvre vive d'un jour et demi, on aurait pu la croire innocente. L'état général, au contraire, est profondément altéré après des injections de lochies du 3e jour ; la septicémie paraît évidente et se traduit par une eschare à une partie qui n'est exposée à aucun traumatisme. Nous avons eu plusieurs fois l'occasion d'en observer à la suite d'injections septiques chez les lapins; elles

(1) Elles ont été prises sur une femme qui a eu, à partir du troisième jour, une fièvre d'infection à forme rémittente qui n'a guéri que le dix-neuvième jour des couches, après l'administration de doses considérables de sulfate de quinine.

coïncidaient en général avec un amaigrissement considérable et indiquaient une altération profonde de la santé. Ne pourrait-on pas les comparer avec quelque raison aux eschares qu'on observe chez l'homme dans toutes les fièvres putrides ? L'animal ayant servi à une expérience complémentaire après son avortement, nous ne pouvons affirmer que les injections des lochies du 3ᵉ jour auraient suffi à le tuer, mais en tous cas elles ont agi d'une manière plus toxique que celles du 6ᵉ jour.

Voici un autre exemple de l'action délétère des lochies du 3ᵉ jour.

EXP. XIII.—Grand lapin blanc, mâle. A servi déjà une fois à une injection de lochies du 1ᵉʳ jour, qui, après avoir déterminé une fièvre légère, s'est parfaitement bien porté.

5 novembre. Injection sous la peau de 1 gr. 25 de solution filtrée de *lochies du 3ᵉ jour* un peu odorantes.

7 novembre. Le lapin, qui était très-vif les jours précédents, est paresseux dans ses mouvements; les selles deviennent pâteuses, semi-liquides. Il va en s'affaiblissant jusqu'au 11 novembre, où on le trouve mort dans sa cabane.

Autopsie. Pus étalé dans le tissu cellulaire, au niveau de la ponction. Rien de particulier dans les viscères, sauf une forte congestion du foie. Pas d'ecchymoses.

Ces expériences prouvent suffisamment l'action particulièrement toxique des lochies par leur absorption dans l'économie. En les comparant à celles de Weber, de Billroth, de Stich, sur le pus et les liquides qui baignent les plaies, la différence qui saute aux yeux est leur nocuité plus grande ; à des doses infiniment plus faibles et avec un nombre d'injections fort limité, quelquefois même après une seule injection, l'animal succombait. C'est un fait acquis pour nous, tandis qu'il faudrait un plus grand nombre d'expériences que nous n'avons pu en faire pour vérifier la malignité spéciale du liquide au troisième jour des couches.

D'Espine.   2.

B. **Conditions de l'absorption.**

Les conditions de l'absorption à la surface de la plaie utérine sont peu connues et présentent pourtant des particularités très-remarquables qui peuvent jeter beaucoup de jour sur la pathologie de la septicémie puerpérale. Immédiatement après la délivrance, l'utérus revient sur lui-même, se rétracte et fronce ainsi dans presque toute son étendue la plaie placentaire; si, en même temps, il n'y a pas de déchirure du col ou du vagin et que l'utérus continue à se rétracter régulièrement, il n'y a pas d'absorption possible, puisqu'il n'y a plus de plaie au contact de l'air. Ces conditions types sont souvent réunies chez les multipares quand l'accouchement se fait normalement, ni trop vite, ni trop lentement. Aussi verrons-nous bientôt que chez elles il n'y a pas de fièvre consécutive à la parturition, malgré un engorgement laiteux considérable et que ces cas seuls doivent être regardés comme normaux. Chez la primipare, au contraire, l'accouchement s'accompagne presque nécessairement d'une déchirure du col, grande ou petite, dont elle porte plus tard la cicatrice indélébile. Ainsi, quoique la plaie placentaire soit mise à l'abri du contact de l'air et soit réduite par la rétraction utérine, le col, qui suit plus lentement ce mouvement régressif et reste encore béant pendant un temps assez long, peut être une voie d'absorption propice pour les produits qui s'écoulent de l'utérus. La position déclive de l'ulcération, qui siége plus souvent à la face postérieure, l'expose particulièrement à être baignée par les lochies. Aussi les *primipares* sont-elles fort sujettes, même dans les conditions les plus favorables, à une fièvre d'infection qui peut durer plus ou moins longtemps, suivant que la rétraction utérine se fait mal ou suit son cours normal, et que la plaie marche rapidement vers la cicatrisation ou s'ulcère et s'éternise, en offrant une voie toujours ouverte aux substances septiques. Dans les cas d'*inertie utérine*, les conditions changent totalement : d'abord l'utérus restant flasque après l'accouchement, il se fait immédiatement un appel d'air énergique à son intérieur, qui vient remplacer le produit de la conception. Cette circonstance explique comment, dans les maternités et dans tous les endroits

malsains, ce sont les femmes qui ont présenté des signes d'inertie
utérine (une hémorrhagie après la délivrance par exemple) qui
succombent de préférence à la fièvre puerpérale. A cette possibilité d'infection hétérochthone par l'air vicié qui porte dans
l'utérus les particules septiques se joignent d'autres raisons pour
faire de l'*inertie utérine* la cause prédisposante la plus redoutable
pour la septicémie puerpérale : 1° La rétraction de l'utérus ne
s'étant pas faite, la plaie placentaire est à nu, les vaisseaux
énormes que renferme le placenta sont béants, et la moindre
absorption directe, soit par les sinus, soit par les lymphatiques
du placenta, a un retentissement sur l'organisme bien autre-
ment redoutable et rapide que les absorptions successives dont
peut être le siége une exulcération du côté du vagin. 2° La cavité de l'utérus restant considérable, les lochies, les caillots sanguins, les débris organiques de toutes sortes s'y accumulent, s'y
putréfient sous l'influence de l'air et plus rapidement encore
qu'à l'air libre, comme le pus d'une arthrite du genou ou d'un
abcès par congestion communiquant par un orifice étroit avec
l'extérieur. 3° L'utérus non rétracté, pouvant être considéré
comme un sac à parois molles renfermant du liquide et de l'air,
subit les variations de pression dues aux modifications des organes voisins, tels que l'état de vacuité ou de réplétion de la vessie
et du rectum, les contractions musculaires des muscles abdominaux, etc. Ces alternatives de pression et de relâchement facili-
tent, d'une part, la pénétration des liquides qu'il contient dans
les voies absorbantes, et déterminent de l'autre de nombreux
appels d'air à l'intérieur de la cavité.

La clinique et l'anatomie pathologique viennent confirmer
ces considérations sur le rôle capital que joue la contractilité
de l'utérus dans les accidents généraux des suites de couches.

C. Voies d'absorption.

Les voies d'absorption dans le traumatisme utérin ont également
quelque chose de spécial ; leur calibre, leur trajet, leurs rapports
avec les parties qu'elles traversent doivent être étudiés avec soin,
pour comprendre les complications particulières à la septicémie

puerpérale. Les *veines* jouent évidemment un rôle secondaire, à moins que, par inertie utérine, le placenta ne reste étalé dans la cavité, et que l'hématose physiologique dans les sinus, démontrée par Cruveilhier et Virchow, ait été nulle ou incomplète. C'est à l'absorption par les veines qu'il faut probablement rapporter les accidents foudroyants de la septicémie subaiguë qui emportent les accouchées peu d'heures après l'accouchement, la rapidité de l'empoisonnement n'étant pas suffisamment expliquée par la lenteur de la circulation lymphatique. Mais, d'ordinaire, ce sont les *lymphatiques* qui sont la voie de transmission des matières septiques. Une thèse récente due à notre collègue et ami le Dr Lucas-Championnière (1), a fait connaître d'une manière plus exacte et approfondie l'origine et le trajet de ces vaisseaux.

Calibre considérable, trajet très-court et direct de la face interne de l'utérus au péritoine, rapports intimes avec la séreuse et le tissu cellulaire sous-séreux, ganglions nombreux sur leur parcours, voilà les traits caractéristiques de leur histoire. Ils rendent suffisamment compte des particularités de la septicémie puerpérale. L'anatomie pathologique démontre en effet, que c'est bien là le trajet suivi par les substances septiques résorbées par la plaie utérine. Les ganglions les retardent, mais ne les arrêtent pas, et cette barrière incomplète explique les poussées successives, les exacerbations fébriles, avec frissons qui distinguent les fièvres puerpérales et en général les fièvres d'infection. De plus, l'action irritante de ces substances, si évidente dans les expériences sur les animaux, détermine l'inflammation des vaisseaux ; la lymphangite se propage aisément au péritoine ou au tissu cellulaire sous-péritonéal, grâce aux rapports intimes que nous avons mentionnés et à l'extrême minceur de leurs parois. De là des complications redoutables, à cause de l'importance des organes lésés, complications qui peuvent même masquer les symptômes d'intoxication et occuper le premier plan dans le tableau clinique.

Ces inflammations par propagation portent néanmoins l'em-

(1) Lymphatiques utérins et lymphangite utérine, par le Dr J. Lucas-Championnière, 1870.

preinte de la cause qui les a fait naître, de même que les bubons consécutifs à un chancre mou sont des abcès virulents, ou qu'un phlegmon du bras développé à la suite d'une piqûre anatomique a un caractère diffus et malin ; la péritonite et la cellulite puerpérales sont donc à leur tour de nouveaux foyers d'infection et l'on sait que la résorption à la face interne de la séreuse est très-active, les lymphatiques venant s'ouvrir directement dans la cavité péritonéale (1) (Recklinghausen).

Nous reviendrons sur toutes ces complications, à propos de nos observations de fièvre puerpérale avec autopsie ; mais, dans cet apercu de physiologie pathologique, bornons-nous à insister sur ce point, qu'il n'y a aucune différence fondamentale entre la marche des accidents péri-utérins et celle des accidents qui peuvent compliquer une plaie des autres parties du corps (des membres, par exemple). Toutes ces particularités sont suffisamment expliquées par les rapports qu'affectent les lymphatiques utérins.

S'ensuit-il nécessairement que toute septicémie puerpérale soit compliquée de lymphangite ou de péritonite? Non, assurément, pas plus que, après une piqûre anatomique au doigt, on ne voit toujours se dessiner les traînées rouges, formées par les lympathiques enflammés, ou se former un phlegmon diffus. Quelquefois, et par des raisons qui tiennent probablement à l'individualité du sujet ou peut-être à la nature du poison, un peu de douleur dans l'aiselle est le seul indice du passage des particules septiques à travers les ganglions, et le frisson qui apparaît bientôt annonce pourtant qu'elles sont parvenues dans le torrent circulatoire.

On pourra de même, dans la septicémie puerpérale, voir se développer des accidents généraux avec peu ou point d'accidents locaux, le cas est rare, mais nous montrerons qu'il existe; suivant la nature du poison ou la constitution de la femme, les accidents locaux pourront se borner à un peu de lymphangite sans péritonite, ou bien prendre, au contraire, la marche envahis-

(2) O. Weber. De l'Inflammation dans le Handbuch de Pitha et Billroth, 1 vol. 1ᵣᵉ div., p. 393.

sante des phlegmons diffus, envahir tout le tissu cellulaire sous-
séreux ou bien le péritoine dans son entier.

Leur présence est une démonstration anatomique du trajet du
poison, mais, encore une fois, elle n'est pas nécessaire à la production des symptômes généraux qui caractérisent la septicémie
puerpérale.

Une dernière complication locale intéressante est certainement la purulence des veines utérines, qui est toujours secondaire et tardive et paraît due à la propagation de l'inflammation
des sinus lymphatiques aux sinus veineux, inflammation qui
entraîne le ramollissement du caillot physiologique *post partum*
et consécutivement des abcès métastatiques viscéraux.

Jamais M. Verneuil, qui considère la pyémie comme une complication de la septicémie, ne trouvera une preuve plus évidente
de sa proposition que dans la pyémie puerpérale; c'est une
complication relativement rare. Le professeur Cruveilhier, qui
avait observé seulement 7 ou 8 cas de phlébite, après avoir recueilli tous les cas de fièvre puerpérale de la Maternité pendant
deux ans, affirme que les abcès métastatiques viscéraux étaient
la règle dans la phlébite suppurée, tandis qu'ils n'existaient jamais avec l'angioleucite seule. Nous avons donc un moyen,
dans l'utérus, de distinguer souvent parmi les inflammations
éloignées liées à l'infection puerpérale, celles qui sont de nature
embolique, de celles qui procèdent simplement de la dyscrasie,
moyen dont la précision équivaut à l'expérimentation physiologique. Les pleurésies, les arthrites, les phlegmons et abcès du
tissu cellulaire, les inflammations parenchymateuses diffuses
(poumons, bronches, intestins, rate, reins), sont des lésions septicémiques; les abcès viscéraux dits métastatiques et quelques
abcès musculaires ne coïncident qu'avec la phlébite utérine et
paraissent de nature embolique.

D'après quelques auteurs, les trompes seraient également une
voie de propagation des matières septiques au péritoine. Admis
d'abord un peu par tout le monde, ce passage est aujourd'hui
contesté et doit être considéré comme exceptionnel, si tant est
qu'il existe. M. Jules Guérin soutient encore aujourd'hui que les

liquides utérins peuvent, par un phénomène d'aspiration, migrer jusque dans le péritoine. Cette théorie est contredite par les faits : des expériences probantes faites par le Dr Fontaine (1), sur des utérus de femmes mortes en couche démontrent que, loin d'aspirer les liquides, la trompe ne les laisse passer que sous une pression considérable, pression qui n'est jamais réalisée dans la nature. D'autre part, l'innocuité des injections intra-utérines dans les suites de couches, et leur nombre se compte aujourd'hui par centaines, aurait dû suffire pour faire rejeter l'hypothèse de la transmission par la trompe. Nous avons pratiqué dans notre service plus de trente injections d'eau alcoolisée dans l'utérus immédiatement après l'accouchement, sans avoir jamais déterminé le moindre accident, c'est-à-dire au moment qui serait le plus propice à l'aspiration admise par M. Guérin. Enfin la salpingite, qu'on avait donnée comme preuve, est toujours plus marquée du côté du pavillon que du côté de l'utérus ; elle est par conséquent consécutive à la péritonite au lieu d'en être la cause (Béhier (2), Lucas-Championnière).

Nous terminons cette esquisse rapide de la physiologie pathologique de la septicémie puerpérale, par la relation d'une expérience que nous avions instituée dans le but de déterminer expérimentalement les lésions principales de la fièvre puerpérale.

EXP. XIV. — Grande lapine blanche, pleine.—Accouchement artificiel. — Injections répétées de liquides putrides dans l'utérus. — Fièvre vive. — Signes d'intoxication. — Mort. — Péritonite généralisée. —Endométrite. — Phlébite du ligament large. — Infarctus de la rate et du foie. — Abcès disséminés dans le psoas. — Injection vive de la muqueuse intestinale.

L'animal a servi à des injections de sang normal et de sang de l'accouchement, qui n'ont troublé en rien sa santé et n'ont déterminé aucun mouvement fébrile. Température normale moyenne, le 14 novembre, à 2 heures de l'après-midi, 39,65, maximum 40°. Avec la collaboration de mon collègue et ami

(1) Des injections intra-utérines, par le Dr Fontaine. Thèses de Paris, 1869.
(2) Cliniques à l'hôpital de la Pitié.

C. Picot, j'électrise l'abdomen de la lapine et provoque un avortement. Elle accouche successivement de six petits fœtus presque à terme, suivis de leur placenta. Perte de sang assez abondante par le vagin. J'injecte à l'aide d'une petite seringue et d'une sonde, dans l'utérus, un mélange d'eau et de pus recueilli dans le péritoine d'une femme morte en couche deux jours auparavant :

2 h. soir............	39,5
4 h. soir...........	38,6
11 h. soir...........	40,6
15 décembre, 10 h. matin.........	40,1
2 h. soir...........	39,9

Le vagin est tuméfié et présente à l'entrée une petite ulcération grisâtre. L'animal a perdu encore du sang par le vagin.

9 h. soir..	40,8	
16 décembre, 10 h. matin.	40,1	Nouvelle injection comme hier.
2 1/2 soir.	40,6	
4 1/2 soir.	40,4	Nouvelle injection, *id.* Je fais quelques légères scarifications à la muqueuse utérine, avant l'injection.
9 h. soir..	40,4	
Minuit....	41,5	
17 décembre, 1 h. soir..	40°	Injection intra-utérine, toujours avec le sang du premier jour.
Minuit....	40,5	
82 décembre, Midi......	41,1	Injection de lochies fétides.
8 h. soir..	41,4	
19 décembre, 11 h. matin.	44	
8 h. soir..	41,8	Injection avec les lochies du premier jour.

Selles pâteuses. Etat général mauvais. L'animal ne mange pas comme par le passé.

L'indisposition s'accentue depuis ce jour jusqu'au 27 décembre, où je trouve la lapine morte dans la cabane.

Autopsie. — A l'ouverture du ventre, je trouve les lésions d'une péritonite généralisée, mais plus accentuées du côté du bassin. Les anses intestinales sont collées entre elles et adhérentes en partie à l'utérus. L'estomac et le foie sont enveloppés de toutes parts par des fausses membranes d'un jaune verdâtre ; autour de l'estomac, en particulier, elles forment une poche renfermant de la sérosité purulente. Le liquide péritonéal est collecté en arrière en petite quantité ; il est jaune verdâtre et renferme des globules de pus granuleux et des hématies.

Le canal utéro-vaginal, ouvert dans toute sa longueur, présente des altérations remarquables ; au niveau des scarifications de la muqueuse, qui sont peu profondes, se trouvent des dépôts caséeux, sortes d'abcès sous-muqueux. La muqueuse, à cet endroit, est fortement injectée. La face interne de l'utérus est villeuse, tomenteuse, jaunâtre, et paraît manifestement altérée.

Les parois du corps de l'utérus qui se continue immédiatement avec le vagin présentent dans leur épaisseur des abcès multiples, caséeux, verdâtres, du volume d'une lentille à un gros pois, qui soulèvent par places le revêtement péritonéal. Des deux extrémités du corps partent les deux trompes, qui chez le lapin sont fort longues et peuvent être regardées comme l'utérus véritable, puisqu'elles contiennent les insertions placentaires. Ce sont elles qui sont le plus malades ; elles sont d'un rouge ecchymotique, les insertions placentaires sont transformées chacune isolément en un abcès caséeux. Dans l'épaisseur des ligaments larges, on voit des troncs vasculaires dont les uns sont évidemment des veines enflammées et remplies de caillots anciens ramollis, tandis que la paroi est manifestement altérée, et dont les autres sont blancs, contournés et renferment dans leur intérieur de la matière caséeuse verdâtre. Seraient-ce des lymphatiques ?

Les ovaires paraissent sains.

Apoplexies musculaires et abcès disséminés dans l'épaisseur du psoas à gauche.

Nombreux infarctus du foie, ils se détachent à sa surface comme de petits points blancs bordés d'une auréole rouge. Le foie est dur et hypertrophié.

La rate n'est point ramollie; elle présente à sa surface au-dessous de la capsule un petit infarctus blanc à auréole rose, semblable à ceux du foie.

Le cœur et les poumons paraissent sains.

Intestins. Injection très-vive de la muqueuse dans plusieurs parties de l'intestin grêle; l'injection atteint son maximum au niveau du cæcum. L'intestin grêle est rempli de matières glaireuses.

Réflexions. — Cette expérience n'est qu'une représentation grossière de l'infection puerpérale; néanmoins elle en a les accidents généraux, la fièvre, qui s'exacerbe à chaque nouvelle injection intra-utérine et atteint son maximum le jour où nous facilitons l'absorption des matières putrides par une légère scarification de la muqueuse, comparable aux ulcérations du col de la femme en couche; elle a les accidents intestinaux qui, chez le lapin, se traduisent par le caractère pâteux des selles et l'injection de la muqueuse à l'autopsie (c'est la seule lésion constante et que Stich a trouvée dans ses expériences comme caractéristique de la septicémie) (1). Elle en présente également les principales complications : la péritonite généralisée purulente et la phlébite avec des abcès multiples.

Enfin, point capital, le point de départ de tous les accidents est bien l'utérus, et la cause l'introduction des matières septiques. Seule, la propagation de l'inflammation peut être discutée, et l'on peut se demander si le léger traumatisme que nous avons produit n'est pas entré pour quelque chose dans la production de la métrite, et si la propagation de l'inflammation au péritoine ne s'est pas faite par simple continuité de tissus. Il faut

(1) Das putride Gift. Stich. Charité. Annalen III, Jahrgang, 2 ter Heft, 1852.

remarquer néanmoins que les parties les plus malades étaient les plus éloignées de l'orifice vaginal et par conséquent de l'endroit de l'ulcération; c'étaient les insertions placentaires à droite et à gauche, comme si ces points éminemment vasculaires avaient été le lieu d'absorption par excellence des liquides septiques injectés dans l'utérus. Mais peu importe que la propagation se soit faite directement ou par l'intermédiaire des vaisseaux, toujours est-il que c'est de la face interne de l'utérus que sont partis tous les accidents, et à ce point de vue l'expérience est intéressante. Il faudrait pouvoir la répéter sur des animaux plus grands et plus aptes encore à suppurer, tels que les chevaux.

La partie clinique de notre travail est basée sur 117 observations recueillies dans le service d'accouchements de l'hôpital Necker; elles se répartissent comme suit :

Suites de couches sans fièvre	34
Fièvres puerpérales guéries	50
Fièvres puerpérales mortelles	33
	117

Ce relevé n'est point une statistique ; nous n'avons pu prendre toutes les observations, et même parmi celles que nous avons prises, nous avons élagué celles qui ne se rapportaient pas directement à notre sujet. Ces 117 observations forment le fond de notre étude, et c'est autour d'elles que nous avons groupé les considérations générales, ainsi que les matériaux fournis par la bibliographie.

La division que nous avons adoptée ne pourrait être admise dans un ouvrage dogmatique, mais elle répond mieux au but que nous nous proposons, d'étudier les diverses expressions symptomatiques de la septicémie puerpérale, et de montrer la filiation par gradation successive entre les formes légères et les formes graves. Il nous faut un point de départ physiologique, c'est l'étude des suites de couches normales. Ensuite nous passerons successivement en revue : les fièvres puerpérales non suivies de mort et les fièvres puerpérales mortelles, en distinguant dans ces catégories celles qui se sont compliquées d'une inflammation péri-utérine, et nous terminerons par un exposé rapide des causes de la septicémie puerpérale.

Nous étudierons donc successivement :

1° Les suites de couches normales (34 obs.);

2ⁿ Les fièvres d'infection non mortelles (50 obs.);

a.) Sans périmétrite,

b.) Avec périmétrite;

3° Les fièvres d'infection mortelles (33 obs.) (fièvres puerpérales des auteurs).

CHAPITRE Ier.

Les couches normales sont apyrétiques.

La fièvre n'a jamais passé, que nous sachions, pour un état physiologique, et, de sa grande fréquence dans les premiers jours du puerperium, on ne peut tirer la conclusion qu'elle est un fait normal. — Démontrons donc tout d'abord, qu'il y a des suites de couches apyrétiques, quel que soit d'ailleurs l'état des seins.

Desormeaux et Levret avaient déjà indiqué un abaissement du pouls chez la nouvelle accouchée ; mais H. Blot, en France, a étudié avec plus de précision l'intéressant phénomène du ralentissement du pouls, et a insisté sur la valeur pronostique de bon augure de ce signe. Rien de plus vrai quand il existe ; on n'a pas besoin d'autre investigation pour être à peu près rassuré sur l'issue des couches ; mais, l'impressionnabilité des accouchées, et des primipares en particulier, est telle, que le pouls peut varier dans des limites assez étendues, du matin au soir, ou même d'une heure à l'autre, suivant les cas, et ne peut alors éclairer le médecin sur l'existence de la fièvre et son intensité. Le clinicien n'aura pas besoin, cela va sans dire, du thermomètre, pour distinguer une véritable apyrexie d'une fièvre vive ; l'état de la peau, de la langue, l'aspect du visage, seront des guides suffisants dans bien des cas. Mais, s'il s'agit d'une étude rigoureuse et exacte, si l'on veut savoir au juste, dans les cas douteux, où finit la santé, où commence la fièvre, il faut absolument recourir à cet instrument.

On a étudié avec soin, pendant ces dernières années, la température pendant et après l'accouchement ; nous rappellerons ici les résultats auxquels sont arrivés les auteurs qui se sont le plus occupés de cette question : Winckel, Schrœder et Grünewaldt, et nous les contrôlerons par nos propres observations.

1° De la température immédiatement après l'accouchement.

La température immédiatement post partum est de quelques dixièmes plus élevée que la température moyenne normale (Winckel).

Le travail de l'accouchement influe peu sur la température qui suit à peu près les mêmes variations qu'à l'état normal.

Il y a de légères différences dans la température moyenne, suivant l'heure de la journée où la femme accouche.

Winckel donne le tableau suivant :

	Aisselle.
Entre 2 heures et 11 heures du matin. . .	37°,6
— 11 heures et 2 heures du soir.	37°,54
— 2 heures et 8 heures du soir.	37°,65 ·
— 8 h. du soir et 2 h. du matin. . . .	37°,42

Grünewaldt, sur plus de 100 cas, donne comme moyenne 37°,4, et comme maximum 37°,84, qui serait pour lui la limite entre l'apyrexie et l'état fébrile.

La marge, suivant nous, n'est pas assez grande ; on trouve, en effet, souvent des températures de 38°, même 38°,2 et 38°,5 qui coïncident avec des couches parfaitement normales. Il faut prendre, avec Winckel, chez l'accouchée, 38°,5, comme limite de l'état physiologique.

2° De la température du premier jour.

Winckel a établi les deux lois suivantes, que nous avons eu bien souvent l'occasion de vérifier.

a. Dans les douze premières heures, il y a une légère élévation de température coïncidant avec un sentiment de bien-être et de largeur du pouls.

Cette élévation serait en moyenne de 3 dixièmes le matin, et de 5 dixièmes le soir. Quand cette élévation dépasse les limites physiologiques, elle est, suivant Grünewaldt, de fort mauvais augure, et annonce toujours des accidents graves. Cette

observation est bien loin d'être juste d'une façon générale ;
Schrœder en a fait le premier la remarque, et nous pouvons,
pour notre part, citer 9 observations personnelles d'accouchées
qui ont présenté une température de 38° à 38°,6 et même dans
un cas, de 39°,2 le premier jour, sans avoir eu de couches anor-
males. Dans 5 cas, elles ont été complétement apyrétiques après
cette légère oscillation, 4 fois elles ont présenté une élévation
de température minime, qui n'a influencé en rien l'état général ; le pouls d'ailleurs, dans cette fébricule du premier jour,
n'a jamais dépassé 100, et était le plus souvent à 80.

b. Dans les douze dernières heures, il y a abaissement de la
température d'autant plus marqué, qu'il coïncide avec la rémission du matin.

Presque toujours, quand cet abaissement fait défaut, et surtout quand il est remplacé par une élévation de température, on
peut pronostiquer une anomalie, une fièvre puerpérale légère
ou grave. Suivant Grünewaldt, c'est au matin du second jour
que le minimum de température est atteint ; dans nos obser-
tions, il a été atteint à peu près aussi souvent le premier que le
second jour.

En voici deux exemples frappants :

OBSERVATION I.

V... (Marie), 20 ans, couturière, forte fille; bonne grossesse. *Primipare*, accouchée le 19 août, vers quatre heures du soir, d'un enfant
de 6 mois mort.

Temp. *post partum*,		38,2	pouls 84.
20 août,	matin,	36	72.
Id.,	soir,	36,9	72.
Le 21.	matin,	36,7	68.
Id.,	soir,	37,5	68.

Seins énormes, douloureux et tendus. Aucune douleur de ventre.
— Une purgation.

Le 22,	matin,	37,5	64.
Id.,	soir,	36,3	60.

Seins toujours douloureux.

Le 23,	matin,	37,	60.
Id.,	soir,	37,1	60.

Le 24, va bien.

Id., matin, 36,8 60.

Sort en bonne santé le dixième jour.

OBSERVATION II.

Grégoire (Marguerite), *primipare*, bonne santé habituelle. Accouchement au huitième mois, normal le 25 mai, à une heure du matin. A perdu peu de sang. L'enfant est mis dès le premier jour à la mamelle.

26 mai (1er j.), 8 1/2 h., matin, 38,6 pouls 88.
Id., soir, 38,2 92.
Le 27 (2e j.), matin, 38,2 72.
Id., soir, 37,5 68.
Le 28 (3e j.), matin, 37,8 . 68.
Id., soir, 38 76.

Le soir, les seins sont tuméfiés et douloureux.

Le 29 (4e j.), matin, 37,5 68.
Id., soir, 37 70.

Les seins sont diminués, et ne sont pas douloureux.

Le 30 (5e j.), matin, 37 64.
Id., soir, 37,6 80.

1re selle. — La lactation se fait bien.

Sort guérie peu de jours après.

Le premier jour, en trouvant le matin la température à 38,6, j'étais inquiet et je surveillais attentivement les couches. La température de 36,7, le deuxième jour, me rassura entièrement et tout se passa bien.

3°. *Température du deuxième au sixième jour.*

Il est difficile, les deux premiers jours passés, d'établir une loi générale dans la marche de la température post partum. Winckel donne les conclusions suivantes :

1° En général l'élévation de température ne dépasse pas les limites de l'oscillation diurne ;

2° La température moyenne est un peu plus élevée qu'à l'état normal jusqu'au cinquième et sixième jour ;

3° Le nombre des accouchements, l'allaitement n'ont pas d'influence notable sur la température ;

4° A partir du deuxième jour, la température se relève un peu et atteint son maximum du deuxième au cinquième jour. Cette élévation suit dans la règle pas à pas le développement de la sécrétion lactée.

5° Quand le maximum dépasse 38°,5, il y a une autre cause en jeu que l'établissement de la sécrétion lactée, telle qu'une localisation inflammatoire, une gerçure du sein, un traumatisme, une ichorrémie, etc.

En feuilletant plusieurs de ces observations, on voit que les crevasses du sein servent à expliquer toutes les fébricules qui accompagnent les couches, et qui, pour Schrœder, sont des fièvres de lait.

D'ailleurs, on voit déjà que Winckel est peu conséquent avec lui-même, en admettant, d'une part, l'influence de la sécrétion lactée sur la température, mais en la limitant, on ne sait trop pourquoi, à 38°,5 ; entre ces petites fébricules de 38 à 38°,5 et les fièvres intenses de 40° et au delà, il y a des transitions insensibles.

Le mérite de Winckel est d'avoir apporté une plus grande rigueur dans l'examen des femmes en couche et d'avoir déjà distrait des fièvres de lait, toutes celles dont la cause est évidente et palpable : embarras gastrique, travail inflammatoire dans le bassin.

Grünewaldt admet également une légère élévation de température commençant le soir du deuxième jour et atteignant le quatrième jour au soir un maximum de 37°,55 en moyenne. Dans quelques cas, le maximum a été atteint le matin : ce qu'il faut expliquer suivant lui par le fait que les femmes se levaient un instant avant la visite.

Les oscillations diurnes sont faibles ; les températures de 37°,9 à 38° et au-dessus n'ont été que rarement observées dans des couches parfaitement normales. Il indique quelques exceptions : une fois 38°,5 le deuxième jour ; deux fois 38°,6 le matin du cinquième jour ; une fois, une température dépassant 38° du troisième au sixième jour, chez une femme qui avait accouché d'un enfant macéré ; après cela, la température est redevenue tout à fait normale. D'ailleurs, dans toutes ces fébricules le pouls ne dépassait pas 60 pulsations.

Toutes les fièvres proprement dites, que n'explique pas une inflammation évidente, sont pour Grünewaldt des fièvres traumatiques comparables à celles des blessés. Pour les températures subfébriles de 38° à 38°,5, Grünewaldt nie cette influence de la sécrétion lactée, mais admet que certaines causes, telles que la constipation, la rétention d'urine, une forte émotion qui ne suffisent pas à l'état normal pour déterminer la fièvre, ont plus de prise sur un organisme morbide. Schrœder, par contre, tout en admettant les autres causes pyrogènes, telles que phlegmasies, crevasses, traumatisme, admet aussi l'influence de la sécrétion lactée sur la température. Pour lui, la congestion des mamelles est un fait purement physiologique qui s'accompagne d'ordinaire d'une légère élévation de température, et dans cer tains cas d'une fièvre véritable, fièvre de lait. Sur 135 accouchées, il ne se trouve que 7 cas de fièvre de lait véritable. Si ce chiffre indique que Schrœder est scrupuleux dans son choix, il fait d'autre part douter de la réalité du phénomène, qui devrait être la règle et non l'exception.

Nous allons essayer de résoudre cette question si débattue d'après nos observations; elles peuvent se diviser en deux catégories: les couches apyrétiques proprement dites à température au-dessous de 38° et les couches subfébriles à température de 38° à 38°,5.

1° L'apyrexie complète est plus fréquente chez les multipares que chez les primipares.

Pendant un certain temps, nous prenions de préférence les observations des primipares, et sur le nombre, nous n'en avons trouvé qu'une seule dont la température n'ait pas dépassé 37°8.

2° Les oscillations diurnes sont peu marquées, et le pouls est ralenti.

3° L'apyrexie est indépendante de l'état des seins; elle peut coïncider aussi bien avec une forte montée et un engorgement laiteux qu'avec une lactation peu abondante et progressive.

Voici quelques exemples de l'indépendance de l'engorgement mammaire et de la température; dans ces deux observations, la température est remarquablement basse et les oscillations diurnes sont peu marquées.

OBSERVATION III

B... (Justine), 31 ans, secondipare, excellente santé. Accouchement
à terme, normal, le 30 mai, à une heure et demie du soir, nourrit.

3 mai,	soir, .	37,4, une selle.	
Le 4 (2ᵉ j.),	matin,	37,4, pouls 60.	
1 ..	soir,	37,4,	60.

Quelques coliques dans la journée.

Le 5 (3ᵉ j.),	matin,	36,7	60.
Id.,	soir,	37,1	60.

Montée du lait; seins tuméfiés, douloureux.

Le 6 (4ᵉ j.),	matin,	36,1 (1)	64.
Id.,	soir,	37,4	56.

L'engorgement continue; la mère donne à téter.

Le 7 (5ᵉ j.),	matin,	36,5	48.
Id.,	soir,		60.

Sort en parfaite santé quelques jours après.

OBSERVATION IV

C... (Elise), 38 ans, bonne santé ; sept accouchements antérieurs,
ı accouchement à terme, le 5 mai, à quatre heures du soir; nourrit

5 mai, soir, 37,2, pouls 68, immédiat. après l'accouchemᵗ.
Le 6 (2ᵉ j.), matin, 37,2   64.
Id., soir, 36,7   60.
Le 7 (3ᵉ j.), matin, 36,9.
Id., soir, 36,7   80 ; les seins sont encore mous.
Le 8 (4ᵉ j.), matin, 37,1   71 ; montée du lait forte; seins
tendus et douloureux.
Id., soir, 36,7   72.
Le 9 (5ᵉ j.), matin, 36,5.
Va bien; sort bien portante quelques jours après.

Grünewaldt a observé quelquefois comme nous des températures du soir inférieures à celles du matin : ce fait observé également chez les blessés n'a pas été expliqué jusqu'ici d'une manière satisfaisante.

Les températures subfébriles s'observent surtout chez les primipares; elles n'ont pas de relation nécessaire avec la sécrétion

(1) Cette température si basse a été reprise deux fois de suite par moi-même.

lactée et s'observent à la même époque que les fièvres d'infection dont nous parlerons plus tard.

La limite de 38°,5, prise par Winckel et adoptée par nous, est un peu arbitraire; pour la femme en dehors de l'état puerpéral, toute température au-dessus de 37°,9 est évidemment pathologique et l'augmentation des pulsations le prouve. Dans le puerperium, qui est le passage d'un état anormal à la vie normale, on est obligé de prendre une moyenne, qui soit compatible avec la marche régulière des couches; mais cette augmentation de température du deuxième au quatrième jour reflète déjà en diminutif le retentissement sur l'organisme du traumatisme utérin. Dans le chapitre suivant, nous trouverons toutes les transitions entre ces températures subfébriles et la fièvre la plus caractérisée.

Sur 13 cas, l'engorgement du sein et la montée du lait n'ont coïncidé que quatre fois avec l'élévation de température. Le fait de l'allaitement est indifférent; les femmes qui ne nourrissent pas ne sont pas plus exposées que les autres à la fièvre; Winckel l'avait déjà prouvé. La constipation et la rétention d'urine données par Grünewaldt, comme causes pyrogènes, sont tout à fait hors de cause pour la fièvre du troisième jour; la rétention d'urine ne durait jamais au delà du premier jour; et nos accouchées ne restaient jamais plus de deux jours sans lavement, quand les selles n'étaient pas quotidiennes. La rétention d'urine est en général un fait secondaire, lié souvent à une déchirure et à un œdème de la vulve, et alors c'est à cette petite plaie qui dégénère souvent en ulcère qu'il faut rapporter la fièvre (Winckel).

La température subfébrile s'est produite :

> 4 fois le 2e jour.
> 3 fois le 3e —
> 5 fois le 4e —
> 1 fois le 6e —

C'est le plus souvent le soir et deux fois seulement le matin, que le maximum a été atteint. Voici un exemple frappant du désaccord entre l'élévation de température et la montée du lait.

Une multipare présente jusqu'au quatrième jour une tempéra
ture parfaitement normale; la température est, le matin du
quatrième jour, de 38°,3, le soir, de 39°,4; néanmoins tout est
silencieux du côté des seins, et la montée du lait ne se fait que
le cinquième jour; elle est très-marquée et accompagnée d'un
véritable engorgement laiteux qui dure jusqu'à la fin du sixième
jour, tandis que la température est tombée dès le matin du cinquième jour à 37°,3, et s'y maintient désormais. Une autre fois,
la montée du lait se fait le troisième jour; elle est exagérée et
néanmoins la température ne dépasse pas 37°9, tandis que le
sixième jour, après une levée prématurée, s'allume une petite
fébricule qui dure deux jours. On sait combien il est difficile de
maintenir au lit des accouchées qui se sentent bien. Aussi bien
des fois les fièvres éphémères étaient-elles en rapport avec des
levées prématurées.

CHAPITRE II

FIÈVRES D'INFECTION LÉGÈRES SANS PÉRIMÉTRITE.
(fièvres de lait).

Aux couches normales se relient par des transitions insensibles une série de fièvres légères, qui sous le nom de fièvres de lait, ont été considérées par beaucoup d'auteurs, comme appartenant aux suites de couches normales; mais, comme ces fièvres se lient à leur tour à ces états fébriles prolongés, connus sous le nom de *febris lactea protracta*, il est important de les étudier conjointement et de rechercher si la clinique confirme la théorie qui leur a imposé leur nom.

Pour bien limiter la question, nous avons éliminé avec soin de ce chapitre toutes les observations dans lesquelles se trouvait signalée la douleur de ventre la plus légère, quoiqu'il n'y ait pas pour nous de différence essentielle entre les fièvres avec périmétrite et celles qui ne s'accompagnent d'aucun accident inflammatoire du côté du petit bassin.

La fièvre de lait est un héritage des anciens. Hippocrate l'a décrite, et lui donne pour cause l'afflux du sang aux mamelles, quand il dit:

« Quibuscumque mulieribus ad mammas sanguis colligitur,
« furorem significat. »

Cette explication mécanique est répétée, avec de légères variantes, par Dionis, Deleurye et Lamotte. D'autres, au contraire, tels que Allde, Pouteau, Monteggia, Sœrg, admettaient que c'est le lait et non le sang, en distendant les mamelles, qui détermine la fièvre. — Cette opinion a été ressuscitée de nos jours par Cazeaux et Velpeau.

A ces deux théories toutes mécaniques de la fièvre de lait, Sauvages opposait une théorie humorale; pour lui, la fièvre était produite par la rentrée dans la circulation, du lait sécrété en trop grande abondance.

On voit donc que, non-seulement on regardait la fièvre de lait comme un fait absolument démontré, mais qu'il ne manquait pas non plus de raisons pour l'expliquer. Mauriceau, néanmoins, avait déjà émis quelques doutes sur sa réalité, et attribuait une grande influence aux visites qui fatiguaient l'accouchée, et à l'habitude de ne les purger que le troisième jour. Levret la niait tout de bon, et indiquait déjà, comme une pure coïncidence, la fièvre qui se produisait au moment de la montée du lait.

Carus, en 1820, dit que « les causes de la prétendue fièvre de lait sont très-variables ; ce sont surtout de petits refroidissements, des fautes de régime, des émotions, l'inflammation du mamelon et des mamelles, ainsi que des organes génitaux. »

Néanmoins, la fièvre de lait a subsisté malgré tout dans l'esprit du public et de beaucoup de médecins ; disons néanmoins qu'en France, et sans avoir besoin du thermomètre, le bon sens clinique l'a fait rejeter par deux hommes compétents, Depaul et Stoltz; on trouvera leurs opinions émises dans les thèses de deux de leurs élèves, le Dr Charpentier (1), en 1863, et le Dr Eichinger (2), en 1865. D'autres thèses de moindre importance ont été soutenues sur la fièvre de lait soit à Paris, soit à Strasbourg (3).

En Allemagne, où l'on a appliqué pour la première fois l'étude thermométrique aux suites de couches (4), les auteurs sont divisés en deux camps : les uns combattant à outrance la fièvre de lait, tels que Winckel et Grünewaldt ; les autres l'admettant

---

(1) Des accidents fébriles qui surviennent chez les nouvelles accouchées. Paris, 1863.

(2) Considérations sur la nature et les causes de la fièvre de lait. Strasbourg, 1865.

(3) Lilles. Dissertation sur la nature de la fièvre de lait, 5 fructidor an VIII, Strasbourg.

Troy. Thèse de Strasbourg, 1831.

Mourette. Quelques remarques critiques sur la fièvre de lait. Paris, 1859.

Rombeau. Études faites à l'Hôtel-Dieu, sur les femmes accouchées. Paris, 1866.

Debraille. De la fièvre de lait. Paris, 1862.

Mory. De la prétendue fièvre de lait. Paris, 1863.

José-Beato y Delz. De l'état puerpéral. Paris, 1865.

Camille Lefort. Études cliniques snr la température et le pouls chez les nouvelles accouchées. Strasbourg, 1869.

(4) Gierse. Quænam si ratio caloris organici. Halle, 1842.

Bœrensprung. Arch. de Müller, 1851, § 3, p. 135 et 136.

dans certaines limites, tels que Hecker, Schrœder de Bonn, et Schramm de Wurzbourg. Tous ces auteurs s'appuyant également ment sur des observations, une analyse critique de leurs travaux ne nous paraît pas superflue, avant de contrôler leurs opinions par nos propres observations.

Hecker (1), dont le travail est le premier en date, après avoir démontré que la fièvre souvent, très-élevée, qu'on observe dans les suites de couches normales, est indépendante de l'allaitement et de l'engorgement mammaire ; d'autre part, que l'état des mamelles n'est dans aucun rapport constant avec l'élévation de température, admet néanmoins à son corps défendant la fièvre de lait, parce qu'il ne trouve aucune autre explication plausible; cette conclusion est certainement bizarre et inattendue, mais les faits étudiés dans cette monographie n'en subsistent pas moins.

Winckel (2), dans deux mémoires successifs en 1862 et 1863, dont nous avons donné plus haut un aperçu, démontra que la sécrétion lactée n'a rien à voir avec les fièvres qui se développent dans les premiers jours des couches; il admet tout au plus qu'elle peut déterminer une élévation de quelques dixièmes de degré, mais jamais une fièvre dont la cause est très-variable, mais dont la plus fréquente est une endométrite avec ulcération du col, ou bien une crevasse du sein.

Grünewaldt (3) confirme, dans son mémoire, les recherches de Winckel, mais donne à la fièvre une autre explication ; il la rapproche de la fièvre traumatique des blessés, et lui donne le même nom. Sur 432 cas, il rapporte 88 observations de fièvre traumatique, dont le quart seulement a été suivi de fièvre secondaire. Nous aurons à revenir sur la justesse de la comparaison établie par Grünewaldt entre ses observations et celles de Billroth.

(1) Charité. Annalen V. 1855, p. 333.
(2) Monatschr. für Geburtskunde, 1862, p. 409.
　　　　　　　　　　　1863, p. 531.
　　Die Pathologie u. Therapie der Wochenbetts. Berlin, 1869.
(3) Uber Eigen wärme gesunder u kranker Wöchnerinen, 1803. Petersburger medic. Zeitschrift, V, p. 1.

Schrœder, de Bonn (1), est un éclectique; il admet la fièvre traumatique pour certains cas de déchirure du périnée, la fièvre consécutive aux phlegmasies utérines, aux crevasses, et la *vraie fièvre de lait* due uniquement à la congestion des mamelles. A l'appui de cette dernière opinion, il ne peut citer que 7 cas de fièvre de lait véritable sur 135 observations d'accouchées; si ce chiffre indique le choix scrupuleux de l'auteur, il fait douter un peu de l'influence d'une cause qui se retrouve dans toutes les couches, et qui ne réagirait pourtant sur l'économie que d'une façon tout exceptionnelle.

J. Schramm (2), sur 100 accouchées, ne trouve la fièvre de lait que trois fois isolée dans sa forme pure, et huit fois compliquée de différents accidents du côté des organes génitaux. C'est pour ces trois cas qu'il se donne la peine de forger l'explication suivante : Le lait emprisonné dans les vaisseaux galactophores *irrite un peu* les lymphatiques, qui déterminent la tuméfaction douloureuse dans les paquets glandulaires environnants; la fièvre naît pas une irritation inflammatoire directe des nerfs périphériques, qui, à son tour, réagit indirectement sur les nerfs vaso-moteurs !

De tous ces travaux, il résulte d'une manière évidente que la sécrétion lactée n'a rien à faire avec la fièvre des accouchées et qu'il faut chercher ailleurs une explication plus rationnelle, soit, dans l'examen plus approfondi de tous les organes, soit dans les affinités pathologiques de la fièvre des premiers jours avec celle qui la continue et en démontre la véritable nature. C'est ce que nous allons essayer, d'après nos propres observations, en distinguant celles où la fièvre n'a pas dépassé le premier septénaire, et a été compatible avec un état de santé relatif (fièvres de lait des auteurs), et celles qui se sont prolongées en altérant la santé et en s'accompagnant des caractères d'une septicémie véritable (fièvres de lait prolongées, de ces auteurs).

(1) Monatschr. für Geburtskunde, XXVII, 1866, p. 108.
(2) Zur Milsieberfrage. In Scanzoni's Beitragen. V. Band, p. 132.

Ier GROUPE. — Fièvre du premier septénaire.

(22 Observations.)

Nous pouvons résumer ainsi ce premier groupe :

1° *La fièvre des accouchées est indépendante de toute inflammation locale, de la sécrétion lactée, de l'allaitement et du nombre des accouchements antérieurs.*

Les 22 observations se répartissent, comme suit :

> Primipares........ 12
> Multipares........ 10

On sait que le fait de ne pas nourrir est considéré comme une des causes les plus fréquentes de la fièvre de lait ; or, sur 18 observations où ce détail est consigné, 14 ont nourri, 4 seulement n'ont pas allaité.

Dans 4 cas sur 22 seulement, la fièvre a suivi exactement le développement de la sécrétion lactée ; et pourtant, elle affecte la même marche, la même forme que dans les 18 autres où la coïncidence n'a pas lieu. Il suffira d'un exemple pour montrer que la cause de la fièvre réside ailleurs que dans les seins.

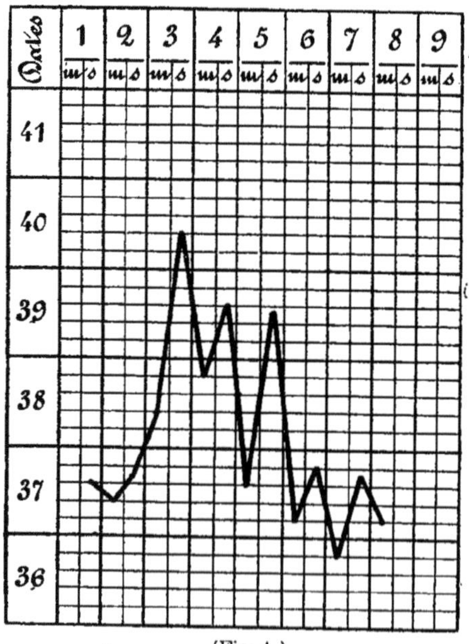

(Fig. 1.)

OBSERVATION V.

Fièvre du troisième jour à type descendant.

(Voy. fig. 1.)

Th... (Cédonie), 29 ans, couturière, multipare, trois couches anté-
rieures régulières, bonne santé. Travail normal de dix heures, dont
trois heures de fortes douleurs. Accouchement gémellaire par le
sommet. Le 22 septembre, à huit heures du soir, délivrance normale
(un seul placenta à deux cordons) ; pas de déchirure.

1/2 h. après l'accouchement,		37,6, pouls	72.
2e jour,	matin, 37,4,		60.
Id.,	soir,	37,7,	62.

Va bien ; pas de coliques ; seins flasques.

3e jour,	matin, 38,4,		72.
Id.,	soir,	40,4,	116.

Matin, en sueur ; les enfants tètent, quoiqu'il y ait très-peu de lait.
Lochies sanguinolentes. Utérus indolent à trois travers de doigt de
l'ombilic.

Soir. A quatre heures et demie a eu un *fort frisson* pendant dix
minutes. Vers six heures, la malade est baignée de sueur. On ne peut
constater de douleurs de ventre nulle part, ni superficiellement, ni
profondément, en pressant sur l'utérus. Quelques coliques dans la
journée. Le lait est plus abondant, *sans engorgement des seins.* Soif
vive, céphalalgie, constipation.

4e jour,	matin, 38,8,		92.
Id.,	soir,	39,6.	96.

Bonne journée ; la malade a mangé avec bon appétit. Lochies purulentes, sans autre odeur que le gravis odor. *Seins durs, tendus,
douloureux.* Pas la moindre douleur de ventre. Une selle après 30
grammes d'huile de ricin.

5e jour,	matin, 37,6,		80.
Id.,	soir,	39,4,	104.

Rien de nouveau, *sauf le dégorgement des seins.* Une selle normale.
Les lochies, sans être fétides, ont plus d'odeur qu'hier.

6e jour,	matin. 37,2,		84.
Id.,	soir,	37,8,	100.

L'appétit continue à être excellent. Sueur abondante pendant la nuit.

7ᵉ jour,	matin, 36,8	76.
Id.,	soir, 37,8,	84.

Va très-bien, se lève pour la première fois. Sort en bonne santé le 11 octobre.

2° *La fièvre s'allume le 3ᵉ jour habituellement, quelquefois le 2ᵉ jour, très-rarement le 1ᵉʳ et le 4ᵉ jour.*

Voici la proportion de nos observations pour le début :

1ᵉʳ jour.............	1
2ᵉ —	5
3ᵉ —	15
4ᵉ —	1

Nous n'avons pas fait entrer dans cette catégorie quelques cas de fièvre tardive du 6ᵉ et 7ᵉ jour, qui ont succédé à une imprudence des malades, pas plus que nous ne penserions devoir en rapprocher, des inflammations du sein ou des organes génitaux ou un embarras gastrique qui viendraient compliquer les couches à partir de la seconde semaine. Cette fièvre du premier septénaire est si fréquente, si une dans son type, qu'elle doit être séparée des fièvres accidentelles, dont la marche et la forme dépendent des causes accidentelles. La fièvre du 1ᵉʳ jour que nous avons observée est unique dans son genre ; si elle se rapproche des autres par l'élévation énorme de la température, par le peu de fréquence du pouls, la courte durée et le peu de retentissement général qui l'accompagne, elle en diffère néanmoins par la bizarrerie du tracé et le type pseudo-intermittent qui le caractérise. Nous citons l'observation à cause de sa rareté.

OBSERVATION VI.

*Accès de fièvre pseudo-intermittente pendant six jours, accompagné d'un peu
de bronchite et d'embarras gastrique.*

D... (Félicité), 35 ans, multipare. A eu sept enfants à terme, avec
des suites de couches excellentes. Femme très-forte, mais nerveuse.
Accouchement le 12 novembre, à cinq heures du matin, après un travail d'expulsion d'une heure.

<pre>
1er jour,   matin, 37,4,   64.
Id.,   soir, 39,9,   84.
</pre>

Petit frisson vers une heure. A eu une chaleur suivie d'une sueur
abondante, le soir. Rien pour expliquer cet accès de fièvre. Paraît
très-bien portante.

<pre>
2e jour,   matin, 38,1,   68.
Id.,   .   soir, 40,1,   84.
</pre>

A eu une selle pendant la nuit. Va très-bien. Une très-légère bronchite, avec quelques râles humides et ronflants dans la poitrine.
Souffle en jet de vapeur, le soir assez intense à la base, s'entend
aussi à la pointe.

<pre>
3e jour,   matin, 36,7,   68.
Id.,   soir, 41,   88.
</pre>

N'a pas eu de frisson, mais une chaleur intense à partir de quatre
heures. Pouls plein, régulier. Prétend que l'accès de fièvre a été con-
sécutif aujourd'hui ; a eu une contrariété.

<pre>
4e jour,   matin, 40,4,   100.
Id.,   soir, 40,8,   100.
</pre>

Lochies un peu fétides. Sommeil lourd. Je lui fais une injection
intra-utérine avec de l'eau chlorurée, le soir.

<pre>
5e jour,   matin, 37,4,   68.
Id.,   soir, 40°8,   100.
</pre>

Ce matin, nouvelle injection intra-utérine. Tousse un peu plus.
Râles de bronchite, plus abondants que hier. Râles sous-crépitants
assez fins en arrière. Le bruit de souffle en jet de vapeur qui a presque disparu le matin, est très-intense le soir. Il recouvre le premier
bruit, et le petit silence à la base. Ventre normal. Lochies purulentes, mais abondantes, presque plus d'odeur.

<pre>
6e jour,   matin, 39,6,   96.
Id.,   soir, 39,6,   96.
</pre>

Pouls vibrant et dépressible. Vomissement alimentaire.

       7ᵉ jour,   matin, 37,5   80.

Etat saburral marqué. Langue sale. Anorexie. Le souffle est à peine perceptible ce matin. La bronchite a diminué. Ipéca stibié.

       8ᵉ jour,   matin, 35   60.

       Id.,   soir, 36,5   72.

Va bien. Sort deux ou trois jours après.

Le début n'est signalé par un *frisson*, que lorsque l'élévation de température est brusque et considérable, dépassant un ou deux degrés en quelques heures. Ce *frisson* ne se renouvelle habituellement pas, à moins que la fièvre primitive ne soit suivie d'une fièvre secondaire aussi élevée.

3° *La fievre atteint son fastigium dans la majorité des cas le 3ᵉ ou le 4ᵉjour ; plus rarement le 5ᵉ ou le 6ᵉ jour ; ce fastigium est habituellement assez élevé.*

L'acmé a été dans 11 observation à 40° et au-dessus; 2 fois même il a atteint et dépassé 41° ; dans les 11 autres cas, il était au-dessous de 40°.

Le fastigium a été atteint :

       7 fois, le 3ᵉ jour.

      10 — le 4ᵉ —

       3 — le 5ᵉ —

       1 — le 6ᵉ —

4° *La courbe affecte deux types différents : l'un descendant, plus fréquent, à défervescence lente ; l'autre ascendant à défervescence rapide, à moins qu'il ne se lie à une fièvre secondaire.*

Il est difficile dans beaucoup de cas de dire où finit la fièvre primitive, où commence la fièvre secondaire, cette dernière n'étant souvent qu'une terminaison, qu'une prolongation de la première, due à la persistance de la cause. En général, quand le fastigium est atteint dès le troisième jour, on peut espérer que la fièvre cessera bientôt, et qu'il n'y aura pas de fièvre secondaire.

L'observation 5, que nous avons transcrite plus haut, est un bel exemple de type descendant. En voici un de type ascendant bien caractérisé ; c'est le seul que nous ayons observé sans fièvre secondaire.

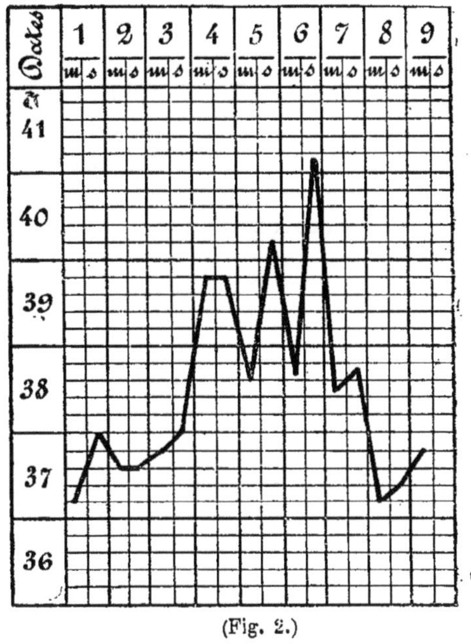

(Fig. 2.)

OBSERVATION VII.

Fièvre primitive à oscillations ascendantes. Maximum le sixième jour. Défer-
vescence le septième jour. (V. fig. 2.)

M... (Madeleine), 35 ans... Maladive jusqu'à 28 ans. Multipare.
Quatre couches régulières. Souffrante dans les derniers temps de sa
grossesse. A terme. Accouchement normal le 16 mai, à sept heures et
demie du matin.

1er jour,	matin, 37,3	68.
Id.,	soir, 38	60.
2e jour,	matin, 37,6	68.
Id.,	soir, 37,6	72; va tr-b.
3 jour,	matin, 37,7	80.
Id.,	soir, 38	88.

Un léger frisson le matin. Les seins commencent à se gonfler et à
faire mal. Lavement sans résulta .

4e jour,	matin, 39,8	112
Id.,	soir, 39,8	112

Frisson hier soir, à onze heures. Aucune douleur de ventre. Les
seins ne sont pas douloureux. — 30 gr. d'huile de ricin. Une sel.
peu abondante.

— 52 —

| 5e jour, | matin, 38,6 | 96. |
| Id., | soir, 40.3 | 112. |

Un lavement. Va bien. Les lochies ne sont pas fétides.

| 6e jour, | matin, 38,7 | 92. |
| Id., | soir, 41,1 | 112. |

Se plaint d'être échauffée. Sauf cela état excellent, sans douleurs de ventre. Rien qui explique la fièvre. Pour tout traitement 30 gram. d'huile de ricin.

7e jour,	matin, 38,5	100.
Id.,	soir, 38,6	92.
8e jour,	matin, 37,2	88.
Id.,	soir, 37,4	70.

Va bien. Sort en bonne santé, le neuvième jour, sur sa demande.

5° La fièvre primitive cesse en général le cinquième ou le sixième jour ; elle est souvent prolongée par une 'petite fièvre secondaire jusqu'au huitième ou dixième jour qui affecte la forme rémittente et coïncide avec un arrêt dans la rétraction utérine et une certaine fétidité des lochies.

La cessation de la fièvre à la fin du premier septénaire est importante pour le pronostic. Tant qu'elle ne dépasse pas cette limite, la fièvre malgré une température très-élevée peut être compatible avec un état de santé relativement bon. Le *pouls* reste plein, développé ; il a de la résistance et ne dépasse pas 120 ; il reste ordinairement au-dessous de ce chiffre. L'appétit est conservé ; les fonctions digestives sont intactes et la femme se sent si bien qu'on a toutes les peines du monde à lui persuader d'être prudente et d'éviter tout mouvement inutile. La face est colorée, mais naturelle. Les *lochies* ont leur odeur *sui generis*, mais sans fétidité véritable. L'*utérus*, après avoir subi un temps d'arrêt le troisième jour, continue à se rétracter ; il est parfaitement indolent à la pression superficielle et profonde. Le sensorium est ordinairement intact. Dans un seul cas, nous avons observé un *délire violent* coïncidant avec une forte fièvre le troisième jour et signalée par une température de 41° et 120 pulsations. Nous portions un pronostic fâcheux, quand le quatrième jour la fièvre diminua considérablement et le délire disparut.

Le sixième jour, l'apyrexie était complète et la malade sortait en bonne santé quelques jours après.

Dès que la fièvre se prolonge au delà du sixième jour, ne fût-ce que de trois ou quatre jours, comme dans quelques observations que nous avons jointes à ce premier groupe, l'état général s'en ressent ; il y a quelquefois de la *diarrhée*, l'appétit diminue ou disparaît et la malade s'affaiblit. Cet état général coïncide avec un peu de fétidité des lochies dès le quatrième jour et une certaine lenteur dans la rétraction utérine. Ni le toucher, ni le palper ne révèlent néanmoins la moindre inflammation et l'on a dans ces fébricules du commencement de la seconde semaine un tableau en miniature des accidents déterminés par une septicémie à la fois plus grave et plus prolongée du deuxième groupe.

L'influence des injections intra-utérines sur la cessation des oscillations rémittentes qui caractérisent cette fièvre secondaire nous paraît démontrée pour quelques cas, en particulier dans l'obs. 8. On dirait que la courbe si régulière formée par les crochets successifs et parallèles a été subitement tronquée.

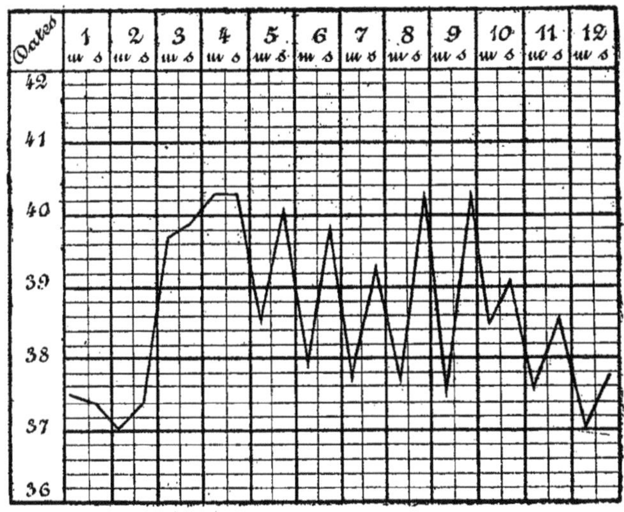

(Fig. 3.)

D'Espine.

4

OBSERVATION VIII.

Fièvre primitive à début le quatrième jour, suivie d'une fièvre secondaire rémittente avec lochies fétides, disparaissant le dixième jour après injections intra-utérines (Fig. 3)

B...(Marie), 20 ans, tailleuse; bonne santé depuis quatorze ans. Primipare. Règles au mois de novembre 1868. Bonnes grossesses. Premières douleurs le 31 août à minuit. Accouchement normal après un travail de six heures, le 1er septembre, à six heures du matin. Rien de particulier, sauf une petite déchirure de la fourchette.

1er jour,	matin, 37,5	pouls 60.
Id.,	soir, 37.4	68.
2e jour,	matin, 37	60.
Id.,	soir 37,4	68.

Mamelles peu développées, non douloureuses ; une selle.

3e jour,	matin, 39,7	114.
Id.,	soir, 39,9	120.

Petit frisson vers trois heures du matin. Figure injectée, couverte de sueurs. Seins bien conflés, non douloureux, sans crevasses, lait abondant. Aucune douleur dans le ventre. Lochies normales, moins abondantes que hier.

4e jour,	matin, 40,3	120.
Id.,	soir, 40,3	116.

Se sent très-bien ; demande à manger. Tout est normal (poitrine, ventre, etc.), sauf un peu de fétidité des lochies. Une injection vaginale chlorurée. Utérus dur, proéminent à trois travers de doigt de l'ombilic

5e jour,	matin, 38,5	100.
Id.,	soir, 40,2	128,

L'allaitement se fait bien, les seins ne sont pas engorgés.

6e jour,	matin, 37,9	88.
Id.,	soir, 39,9	108.

Lochies toujours un peu fétides.

7e jour,	matin, 38,7	84.
Id.,	soir, 39,4	94.
8e jour,	matin, 38,7	84.
Id.,	soir, 40,3	112.

L'état de la malade est excellent. Rien de local qui explique la fièvre. L'utérus se rétracte bien. Le soir, j'entends pour la première fois un bruit de souffle fort au premier temps limité à la base. Le pouls ne présente rien de particulier.

    9e jour,   matin, 38,5   88.
    Id.,   soir, 40,3   108.

Première injection intra-utérine avec de l'eau chlorurée. La femme ne s'est pas encore levée.

    10e jour,   matin, 38,5   88.
    Id.,   soir, 39,1   84.

Nouvelle injection intra-utérine sans aucune sensation douloureuse.

    11e jour,   matin, 37,6   68.
    Id.,   soir, 38,6   80.

Va très-bien, s'est levée pour la première fois.

    12e jour,   matin, 37   60.
    Id.,   soir, 37,8   60.

Plus de fièvre, va très-bien; le bruit de souffle, à peine perceptible, n'a été fort que lorsque le pouls était accéléré. Aussi variait-il beaucoup du matin au soir.

    13e jour,   60.
L'utérus est à moitié chemin entre le pubis et l'ombilic.
    15e jour. Sort guérie, en parfaite santé.

Dans l'observation suivante, la fièvre s'est prolongée également un peu au delà du premier septénaire; la céphalalgie, l'état saburral et la diarrhée, qui ont été notés pendant un ou deux jours, trahissent une légère infection. On peut donc considérer cette observation comme une transition entre les deux groupes.

OBSERVATION IX.

Septicémie légère. — Fièvre du 4e au 11e jour.

G... (Hortense), 20 ans, *multipare*. Grossesse pénible dans les derniers temps; accouchement le 8 décembre à neuf heures du matin. Injections intra-utérines alcoolisées immédiatement après la délivrance. Nourrit.

1er jour. M. T. 37,5. P. 72. — S. T. 37,7. P. 84.
Coliques pendant la nuit. — Seigle ergoté, gr. 0,50 ce matin.
2e jour. M. T. 37,1. P. 64. — S. 37,7. P. 76.
3e jour. M. T. 37. P. 72. — S. T. 37. P. 84.

4e jour. M. T. 37. P. 84. — S. T. 38,3. P. 80.

S'est levée à une heure de l'après-midi, malgré l'infirmière.

5e jour. M. T. 38. P. 84. — S. T. 39. P. 108.

Frisson dans la nuit. Ce matin, céphalalgie, vertiges, nausées. — Ipéca stibié.

Continue à nourrir; ni crevasses, ni engorgement des seins.

Soir. Moins de malaise; la céphalalgie persiste.

6e jour. M. T. 39,9. P. 104. — S. 39,4. P. 128.

Diarrhée pendant toute la nuit. — Injection chlorurée intra-utérine.

7e jour. M. T. 37,8. T. 100. — S. T. 39,6. P. 116.

Aucune douleur de ventre; aucun œdème des parties génitales. — Injections intra-utérines.

8e jour. M. T. 38,8. P. 100. — S. 39,1. P. 120.

9e jour. M. T. 38,4. — S. 39,6.

10e jour. M. T. 38,2. — S. 38,7.

11e jour. M. 38,2.

12e jour. Sans fièvre; va bien, quoique un peu affaiblie. On lui permet de se lever. Sort guérie quelques jours après.

Quelle est .a *nature* de cette fièvre? D'après ce qui précède, nous pouvons mettre tout à fait hors de cause la sécrétion lactée; voici, en résumé, nos raisons :

1) Beaucoup de suites de couches se passent sans fièvre, que la sécrétion lactée soit abondante ou non, qu'il y ait ou qu'il n'y ait pas engorgement des seins.

2) La fièvre est rarement en rapport soit avec le moment de la montée du lait, soit avec l'engorgement laiteux. Les cas où les deux phénomènes marchent de pair doivent être regardés comme des coïncidences.

3) L'élévation considérable de température qui se produit souvent dans la fièvre des accouchées, et le frisson qui l'accompagne, ne peuvent être expliqués par un phénomène purement physiologique, qui, à l'état normal, ne détermine aucun changement de température.

4) La *fièvre secondaire* qui accompagne et prolonge la fièvre du premier septénaire lui est intimement liée et en démontre la nature infectieuse, par l'influence des injections désinfectantes intra-utérines, d'une part, et par les troubles gastro-intestinaux de l'autre.

Winckel, qui n'est pas très-conséquent en admettant une certaine influence de la montée du lait sur la température (voy. plus haut), croit pouvoir rapporter dans sa première publication un grand nombre des fièvres légères aux crevasses du sein ; l'inflammation du mamelon et la mammite sont évidemment des causes de fièvre secondaire chez les accouchées ; mais ce n'est pas, en général, au troisième jour que se montrent ces petites complications ; les crevasses simples n'ont aucune action sur la température, nous nous en sommes assurés dans plusieurs cas où elles existaient dès le début et étaient fort douloureuses quand l'enfant tétait. Dans son dernier ouvrage, Winckel attache beaucoup plus d'importance à la présence des petites plaies du col et de la vulve, qui persistent assez longtemps souvent sous formes d'*ulcères*. Sur 100 accouchées, chez lesquelles il a constaté la présence de ces ulcérations, 87 étaient *primipares* et 13 *multipares ;* il rattache la fièvre qui les accompagnait à une septicémie légère. C'est là, pour nous, la vraie cause de la prétendue fièvre de lait.

Nous avons montré, en effet, par nos expériences, que c'est surtout vers le troisième jour que les lochies deviennent pyrogènes ; à ce moment-là, quand les petites déchirures du col et de la vulve ne sont pas en bonne voie de cicatrisation, elles deviennent ulcéreuses et sont dans les meilleures conditions pour absorber les particules septiques que renferment les lochies, grâce à leur situation déclive et à l'écoulement continu qui se fait de la cavité utérine.

La fièvre du troisième jour est donc l'expression la plus simple de la septicémie puerpérale. C'est la seule cause palpable, car nous avons rejeté avec soin de ce groupe d'observations celles où l'absorption des matières septiques avait déterminé une inflammation des parties génitales externes ; dans ces cas-là, il y a aussi presque toujours de la périmétrite légère.

Les injections irritantes et désinfectantes nous paraissent avoir agi aussi bien en nettoyant la cavité utérine qu'en favorisant la cicatrisation des ulcérations du col et en fermant la porte ainsi à une nouvelle infection.

C'est probablement dans la lenteur ou la rapidité de cette

cicatrisation que nous devons chercher l'explication de la manière différente dont se comportent les nouvelles accouchées dans le premier septénaire.

Nous n'appellerons pas, avec Grünewaldt, cette fièvre du premier septénaire, fièvre traumatique. Cette dénomination a le défaut d'assimiler ainsi la fièvre des accouchées à la fièvre traumatique des blessés, dont la nature est encore problématique et dont les caractères diffèrent sensiblement. En effet, en voici les principaux traits esquissés par Billroth (1) dans ses deux intéressantes monographies sur ce sujet. La fièvre traumatique manque souvent, et principalement après tous les traumatismes légers; elle s'allume dans les premières quarante-huit heures; elle atteint son maximum, dans la moitié des cas, le deuxième jour, plus rarement le troisième jour, et presque jamais le quatrième et le cinquième jour. La période d'augment est très-courte et le fastigium est habituellement peu élevé, toujours au-dessous de 40°. On voit combien cette description diffère de celle que nous avons donnée. Les seules fébricules que nous pourrions rapprocher dans la puerpéralité de celles des blessés sont celles que nous avons notées souvent le premier jour, même dans les couches les plus normales, et qui n'empêchaient pas, après une température de 38,5 à 39° ou 39,5, le soir du premier jour, la température de redescendre au-dessous de la normale dans le courant du second.

IIe GROUPE. — Septicémie confirmée.

(4 Observations.)

Le petit nombre d'observations que nous avons pu rassembler dans ce groupe, montre que les formes un peu graves de septicémie s'accompagnent presque toujours de complications inflammatoires autour de l'utérus; nous en avons rendu compte dans la physiologie pathologique. — Néanmoins, il existe des cas de fièvres d'infection prolongées, entraînant avec elles les accidents généraux les plus caractéristiques de la septicémie sans périmétrite; de même qu'il y a des cas de fièvre septique après des piqûres anatomiques sans angioleucite et sans phlegmon diffus.

Les mêmes exceptions se retrouvent dans les septicémies mortelles, et ont une certaine importance théorique.

Le premier septénaire ressemble assez, dans ces cas, aux septicémies légères dont nous avons fait l'histoire; dans un cas seulement, l'abaissement de la température du deuxième jour fit défaut et put faire présager une marche anormale. — L'état de la santé est relativement bon, la pression profonde sur l'utérus ne révèle aucun point douloureux; les lochies sont un peu fétides, et la rétraction utérine se fait plus lentement que d'habitude; dans un cas seulement, il y eut, dans les premiers jours, un œdème douloureux des parties génitales externes qui s'étendit jusqu'au col, mais ne fut suivi d'aucune douleur dans les culs-de-sac ou sur les bords de l'utérus et disparut rapidement.

Dès la seconde semaine, la scène change, la fièvre qui a diminué, reprend de plus belle et change de rhythme; la courbe est formée dès lors de longues oscillations marquant une différence de 2 et quelquefois de 3 degrés entre le matin et le soir; même, quand la rémission matinale est moins accentuée, la température du soir est haute et dépasse presque toujours 40°. La fièvre prend le type pseudo-intermittent, que l'on a donné comme caractéristique de la pyémie. Un chirurgien allemand, du nom de Heubner, a même voulu différencier la septicémie de la pyémie métastatique par les caractères spéciaux de la courbe que nous trouvons reproduite ici (voir fig. 4).

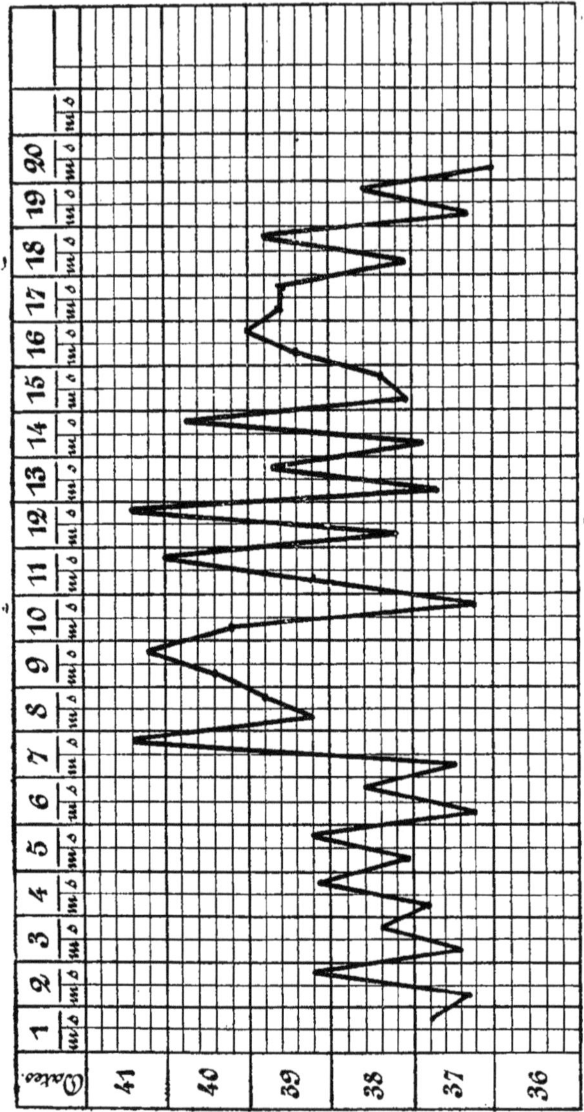

(Fig. 4)

Les frissons accompagnaient fréquemment les exacerbations vespérales; dans l'observation X, nous en avons compté 5 dans quatre jours, c'étaient de vrais frissons accompagnés de tremblement et de claquement de dents. L'accès se terminait presque toujours par des sueurs abondantes. Aussi croyons-nous que plusieurs cas de fièvres intermittentes après les couches relatées dans les divers recueils d'accouchements, ne sont autres que des septicémies méconnues; le diagnostic, pourtant, est facile, les vrais accès de fièvre intermittente surviennent le matin, ils se relient à une influence palustre, et ne sont pas précédés habituellement d'une fièvre continue prodromique. Enfin leur rhythme est mieux accentué et moins irrégulier. Dans deux cas de nos observations, la fièvre a cessé le vingt et unième jour, dans les deux autres le vingt-sixième jour.

Le tableau clinique se rapproche plus de l'infection putride que de l'infection purulente. Il nous présente déjà le trait pathognomonique de la septicémie, qui est confirmé par les autopsies chez l'homme et les animaux, la tendance aux congestions internes, aux phlegmasies bâtardes des viscères et aux hémorrhagies.

Ainsi, dans tous les cas, la *diarrhée* a été le symptôme dominant; il y a eu souvent des *épistaxis*. — Des *congestions pulmonaires intenses*, avec râles fins aux deux bases, et une expectoration muco-purulente, ont été observées dans trois cas. — L'*albuminurie* est notée dans l'observation X. — La rate était très-développée dans deux cas. Enfin, le souffle rude au premier temps et à la base perçu dans l'observation X du neuvième au treizième jour, nous paraît devoir être interprété par un boursouflement de la valvule mitrale; des autopsies ont démontré la réalité des endocardites puerpérales, et notre cher maître, M. Laboulbène, fit, comme nous, le diagnostic d'endocardite, en éliminant l'hypothèse d'un bruit purement liquidien. Nous avons eu plusieurs fois l'occasion d'observer, dans les suites de couches, des bruits rudes qui disparaissaient quelques jours après; mais leur maximum s'étant trouvé à la base, nous sommes resté dans le doute sur leur origine véritable; nous nous bornons à signaler le fait au contrôle des observateurs.

L'affaiblissement était notable chez nos malades; après ces trois semaines, elles paraissaient relever d'une longue et sérieuse maladie. Néanmoins, le visage n'avait pas cette teinte plombée, caractéristique, que l'on trouve dans l'infection purulente classique, ou dans les formes plus graves de la septicémie puerpérale.

Les *fonctions intellectuelles* sont restées intactes. — Les *fonctions digestives*, au contraire, étaient notablement altérées; outre la diarrhée, il y avait une anorexie persistante avec état saburral des premières voies ; l'appétit n'est revenu que quelque temps après la chute de la fièvre.

Le *pouls* a suivi les oscillations de la température ; assez fort et résistant dans le premier septénaire, il a perdu de sa force dans les deux suivants; le nombre des pulsations a dépassé, le soir ordinairement 120, et atteint quelquefois 140.

Le traitement a consisté dans l'administration de quelques éméto-cathartiques, et surtout du sulfate de quinine à haute dose, qui ne nous a pas paru avoir grand effet; la diarrhée a été rebelle à l'opium à plusieurs reprises.

Nous citons, à l'appui de cette description, deux de nos observations.

OBSERVATION X.

Septicémie subaiguë.

Septicémie subaiguë. — Fétidité des lochies. — Nouvelle ascension de la température du quatrième au huitième jour, puis fièvre intermittente jusqu'au vingt-cinquième jour. — Épistaxis. — Diarrhée. — Anorexie. — Congestion pulmonaire. — Albuminurie.

Clara, 21 ans, fille chloro-anémique, flueurs blanches, aménorrhée depuis quatre ans. Antécédents scrofuleux. Jamais d'accidents rhumatismaux. — *Primipare.* Dernières règles vers le 25 novembre. Bonne grossesse. Accouchement naturel à terme le 12 août, à midi.

Siége (1re position). — Travail d'expulsion de huit heures. Aucun accident.

T. après l'accouchement,		37,6	pouls 64.
12 août (1er j.),	soir,	38	78.
Le 13 (2e j.),	matin,	38	76.
Id.,	soir,	40,4	124.

L'enfant tète bien. Prise, à une heure de l'après-midi, d'un violent frisson. Aucune douleur nulle part. Pouls large. Mamelles encore peu développées. Une selle dans la soirée.

Le 14 (3e j.),	matin,	40,2	128.
Id.,	soir,	40,4	120.

Toujours peu de lait; l'enfant tète.

Le 15 (4e j.),	matin,	38,8	108.
Id.,	soir,	39,8	116.

Montée du lait. Les mamelles sont développées, volumineuses, pour la première fois une crevasse au mamelon; selles régulières. *Lochies abondantes et fétides.* — Injection vaginale chlorurée.

Le 16 (5e j.),	matin,	39,7	112.
Id.,	soir,	40,5	116.
Le 17 (6e j.),	matin,	39,5	120.
Id.,	soir,	40,5	120.

La femme se porte bien; traits naturels, excellent appétit. Pas l'ombre de douleur nulle part. Rien pour expliquer la fièvre, sauf la fétidité des lochies.

Le 18 (7e j.),	matin,	39,2	120.
Id.,	soir,	40,9	132.
Le 19 (8e j.),	matin,	38,8	112.
Id.,	soir,	41,3	144.
Le 20 (9e j.),	matin,	40	124.
Id.,	soir,	41,2	136.

Toujours état général excellent. Aucun frisson. L'enfant tète bien. Pas d'engorgement des seins. Ventre souple, etc.

On examine avec soin la poitrine; on trouve un peu d'expiration prolongée sous la clavicule gauche, sans toux. Au cœur, souffle peu intense au premier temps à la base, entendu aussi à la pointe.

Le 21 (10e j.),	matin,	40,1	120.
Id.,	soir,	40,6	120.

Le souffle est très-net, assez fort aujourd'hui, un peu plus à la pointe qu'à la base (constaté par tout le service). Choc net de la pointe dans le 6e espace. Pouls petit, serré, régulier.

Bouche mauvaise, inappétence, un peu de diarrhée.

Gr. 0,75 de sulfate de quinine.

Le 22 (11e j.),	matin,	40,2	132.
Id.,	soir,	39,6	120.

A pris un gramme de sulfate de quinine. Épistaxis répétées pendant la nuit. Submatité des deux côtés de la base du thorax. Râles sous-crépitants et ronflants. La diarrhée continue.

Ventouses sèches. Lavement avec 15 gouttes laudanum.
Dans la journée, nouvelle épistaxis.

Le 23 (12ᵉ j.),	matin,	39	112.
Id.,	soir,	39,2	104.

Nouvelle épistaxis. Surdité et bourdonnements d'oreille. A pris encore un peu de sulfate de quinine. L'enfant meurt.

Le 24 (13ᵉ j.),	matin,	38,2	96.
Id.	soir,	39,4	98.

Le souffle cardiaque est à peine perceptible. Les lochies sont presque nulles depuis deux ou trois jours. Quelques crachats opaques. État des poumons *ut supra*.
A pris 0,50 sulfate de quinine.

Le 25 (14ᵉ j.),	matin,	39	100.
Id.,	soir,	39,8	96.

Diarrhée. Un peu de douleur de gorge. Seins engorgés.

Le 26 (15ᵉ j.),	matin,	37,6	76.
Id.,	soir,	40,2	80.

Pouls faible, irrégulier. On apprend que la malade a pris, depuis trois jours, par mégarde, une potion à la *digitale*, on la supprime, ainsi que le sulfate de quinine.
Le *cœur* ne présente rien d'anormal, sauf un léger souffle à la base.

Le 27 (16ᵉ j.),	matin,	38,1	64.
Id.,	soir,	39,9	68.

Traitement purement tonique. Alcool, 20 gr.; extrait de quinquina, 20 gr. Vin de Bordeaux.

Le 28 (17ᵉ j.),	matin,	38,3	60.
Id.,	soir,	40°	68.
Le 29 (18ᵉ j.),	matin,	38,1	68.
Id.,	soir,	39,8	84.
Le 30 (19ᵉ j.),	matin,	38,3	64.

On lui redonne p. 0,75 de sulfate de quinine.

Le 31 (20ᵉ j.),	matin,	37,8	64.
Id.,	soir,	40	98.

Battements du cœur précipités, tumultueux, avec intermittences vraies.

1ᵉʳ septembre (21ᵉ j.),	matin,	37,4	84.
Id.,	soir,	39,1	108.

A eu de la diarrhée toute la nuit. 1 gr. de sulfate de quinine.

Le 2 (22ᵉ j.),   matin,   38,3   68.

Id.,   soir,   39,4   104.

0,75 sulfate de quinine. Le pouls est redevenu régulier; mais la femme est très-faible, et a un teint pâle.

Le 3 (23ᵉ j.),   matin,   37,2   80.

Id.   soir,   40,7   128.

S'est levée aujourd'hui pour la première fois. Encore quelques râles en arrière, à la base de la poitrine.

0,50 sulfate de quinine.

Le 4 (24ᵉ j.),   matin,   37   100.

Id.,   soir,   38,8   120.

On trouve un peu d'albumine dans les urines. — 0,50 sulfate de quinine.

Le 5 (25ᵉ j.),   matin,   38   112.

Id.,   soir,   37,9   104.

Toujours 0,50 sulfate de quinine.

On n'entend plus rien d'anormal, ni dans la poitrine, ni au cœur.

Le 6 (26ᵉ j.),   matin,   37,4   88.

Id.,   soir,   38,4   108.

Va très-bien. Pouls régulier, se lève un peu.

Le 7 (27ᵉ j.),   matin,   37,5   106.

Id.,   soir,   37,9   100.

Reprend un peu de forces, et, quoique faible encore, demande à aller au Vésinet, le 10 septembre.

L'appétit est revenu. L'examen au spéculum ne révèle rien d'anormal, sauf la cicatrice de la lèvre du col.

OBSERVATION XI.

Septicémie subaiguë.

L... (Isménie), 19 ans, fille. Bonne constitution. *Primipare.* Dernières règles le 20 août 1868. Le travail a duré 12 heures. — Accouchement normal, le 9 mai, à deux heures du matin (*v. fig.* 4).

9 mai (1ᵉʳ j.),   matin,   108.

Id.,   soir.   37,8   96.

Rétention d'urine. Cathétérisme. La lèvre antérieure du col utérin est considérablement tuméfiée, et descend très-bas.

2ᵉ jour,   matin,   37,3   84.

Id.,   soir,   39,2   100.

Tout va bien.

3ᵉ jour,   matin,   37,4   100.

Id.,   soir,   38,4   108.

L. P. 8 cent. (1).

4e jour.	matin,	37,8.	
Id.	soir,	39,1	100.
5e jour,	matin,	38,1	96.
Id.,	soir,	39,2	104.

L. P. 6.

Lochies purulentes, un peu fétides. Injections vaginales chlorurées.

6e jour,	matin,	37,2	96.
Id.,	soir,	38,6	100.

Pas de frisson, peu de douleur; rien de particulier, sauf un peu d'œdème des petites lèvres.

L. P. 8 1/2.

7e jour,	matin	37,5	88.
Id.,	soir,	41,5	136.

La femme s'est levée aujourd'hui pour la première fois. Violent frisson d'une demi-heure, avec claquement de dents. Nausées. Céphalalgie. Pas l'ombre de douleur de ventre.

8e jour,	matin,	39,2	116.
Id.,	soir,	39,6	112.

Un frisson d'un quart d'heure cet après-midi. Lochies plus fétides.

1 gr. de sulfate de quinine.

9e jour,	matin,	40,4	124.
Id.,	soir,	41,2	132.

Nouveau frisson ce matin, à six heures, et cet après-midi à quatre heures. Facies bon. Préoccupation morale, se croit perdue. Col gros tuméfié, un peu douloureux en arrière. Aucune douleur de ventre.

L. P. 8. 1 gr. de sulfate de quinine.

10e jour,	matin,	40,2	120.
Id.,	soir,	37,2	80.

A pris le matin 1 gr. de sulfate de quinine. On continue les injections vaginales chlorurées.

Ce soir, les traits sont reposés; l'expression naturelle. La femme se sent un peu mieux. L'utérus est profond, difficile à délimiter; anorexie. L. P. 6. Au toucher, col très-long, plonge dans le cul-de-sac postérieur. Aucune douleur dans le cul-de-sac. Co largement entrouvert.

(1) Distance du pubis au fond de l'utérus.

| 11e jour, | matin, | 39,2 | 100. |
| Id., | soir, | 41 | 120. |

Lochies peu abondantes, encore très-fétides. Pas de douleurs. État saburral, langue sale, anorexie. Barre à l'épigastre.

| 12e jour, | matin, | 38,2 | 100. |
| Id., | soir, | 41,4 | 124. |

On continue 1 gr. sulfate de quinine.

| 13e jour, | matin, | 37,7 | 96. |
| Id., | soir, | 39,7 | 100. |

Id. Suppression du sulfate de quinine. Ipéca stibié. Se sent un peu mieux le soir. On ne sent plus l'utérus.

| 14e jour, | matin, | 37,9 | 96. |
| Id., | soir, | 40,7 | 108. |

Se sent bien. Souffle léger à la base du cœur. Souffle continu intense dans les vaisseaux du cou.

Rate grosse, 10 centimètres de diamètre longitudinal. Rien dans la poitrine. Les lochies coulent encore ; la fétidité a diminué. Reprend un peu de sulfate de quinine.

| 15e jour, | matin, | 38,1 | 100. |
| Id., | soir, | 38,4 | 95. |

A pris le matin un ipéca stibié et 1,50 de sulfate de quinine. L'état saburral était encore très-prononcé. Sueurs abondantes dans la soirée.

| 16e jour, | matin, | 39,4 | 100. |
| Id., | soir, | 40. | |

Ventre un peu ballonné, non douloureux. Râles bronchiques dans la poitrine. Se plaint d'un point de côté à gauche.

17e jour,	matin,	39,6	112.
Id.,	soir,	39,6.	
18e jour,	matin,	38,1	100.
Id.,	soir,	39,8	112.

La douleur thoracique continue. Submatité à la base des deux poumons. Vibrations conservées. Râles nombreux des deux côtés, sonores et gros, sous-crépitants. Crachats encore abondants, mais sans caractères particuliers.

| 19e jour, | matin, | 37,3 | 96. |
| Id., | soir, | 38.6 | 104. |

L'état général n'est pas mauvais.

| 28 mai (20e j.), | matin, | 37 | 100. |

Va mieux. Se lève. Appétit meilleur. Depuis lors, plus de fièvre, la bronchite a cessé, et au bout de peu de jours, elle est sortie complétement guérie.

Dans une observation que nous avons présentée en novembre 1869 à la Société de biologie (1) à cause d'une expectoration albumineuse abondante qui suivit la thoracentèse, la septicémie qui avait débuté le troisième jour par la fièvre et avait été entretenue par la fétidité des lochies, se compliqua le quatorzième jour d'un épanchement pleurétique séreux très-abondant, et il semble évident, par l'histoire de la maladie, qu'elle était liée à l'infection utérine.

OBSERVATION XII.

Septicémie légère des deux premières semaines. — Pleurésie séreuse, le quatorzième jour; thoracentèse; expectoration albumineuse. Guérison.

P... (Annette), 23 ans, bonne santé, primipare, la grossesse a été bonne sauf un peu de douleur de jambes dans les premiers mois. Accouchement normal le 6 mai, à 10 heures du matin.

1er jour S. T. 38°8. P. 120.

2e jour M. T. 37°6. P. 92. S. T. 38°2. P. 96.

3e jour M. T. 38°1. 92. S. T. 39°1. 100.

Pas de frisson, se porte bien, pas de douleurs. Les seins sont tuméfiés.

4e jour M. T. 38°. P. 96. S. T. 39°5. P. 120.

Fièvre tout à fait pareille, sans rien de local sauf la fétidité des lochées, et l'exacerbation du soir jusqu'au 19 mai.

14e jour M. T. 38°6. P. 116. S. T. 39°4. P. 120.

Un peu de dyspnée LP = 5.

15e jour S. T. 39°2. P. 108.

16e jour S. T. 40°. P. 120.

A eu des frissons aujourd'hui à une heure. La dyspnée a augmenté, le côté gauche de la poitrine est manifestement dilaté. Dans la moitié inférieure (jusqu'à l'angle de l'omoplate), matité absolue et disparition des vibrations. On n'entend à cet endroit qu'un souffle assez fort aux deux temps et de l'égophonie.

En avant, sous la clavicule bruit skodique manifeste. Le cœur est dévié à droite, on le sent battre dans le troisième espace intercostal droit; a quelques étourdissements; diarrhée.

(1) Comptes-rendus de la Société de Biologie, 1869.

17e jour M. T. 38°5. P. 108. S. 40°. P. 120. R. 40.

L'épanchement a augmenté notablement. On n'entend le murmure respiratoire que dans la fosse sous-épineuse, matité au niveau de la fosse sous-épineuse, le bruit skodique a disparu en haut, œdème léger des jambes; pas d'albumine dans l'urine; toux quinteuse.

18° jour M. T. 38°5. 108.

Mêmes signes d'auscultation. Petit frisson le soir.

19e jour M. T. 38°1. P. 96. S. 39°8. P. 120. R. 48.

Frisson dans la soirée; l'utérus n'est pas encore rentré dans le ventre; lochies fétides.

20° jour M. T. 37°2. S. T. 39°2. P. 140. R. 36.

La matité est augmentée en arrière. On entend l'égophonie et le souffle jusqu'en haut. En avant les bruits du cœur sont difficiles à percevoir et ne s'entendent qu'à droite de la ligne médiane. La dyspnée est considérable.

On fait la thoracentèse dans le neuvième espace intercostal et on retire 3 litres d'un liquide clair, filant sous le doigt. A la fin de l'opération, quinte de toux caractéristique immédiatement après l'opération; se sent soulagée, le cœur est revenu à sa place. On entend le murmure vésiculaire dans tout le thorax.

Le soir, je trouve la femme haletante, respirant avec peine et expectorant continuellement au milieu de quintes de toux des crachats jaunes dont tout le lit est couvert.

Le pouls est très-petit; le corps couvert de sueurs; les urines ne contiennent pas d'albumine.

Le 21° jour M. T. 38°1. P. 112. R. 32. S. T. 39°7. P. 132 R. 36.

La nuit a été bonne. La poitrine est revenue sur elle-même. On entend bien la respiration partout, excepté dans la moitié inférieure en arrière, où elle est profonde et mêlée encore à un peu de souffle. Dans la fosse sous-épineuse, quelques frottements. La sonorité est revenue pourtant excepté dans le tiers inférieur en arrière qui est encore mat. La malade respire facilement ce matin. On a fait garder les crachats d'hier; ils sont formés de deux couches; l'une superficielle formée d'écume bronchique, l'autre profonde formée d'un liquide séreux, filant, ressemblant tout à fait au liquide pleurétique ou au liquide de l'hydrocèle.

On trouve par les réactifs des flots d'albumine dans cette sérosité.

22° jour M. T. 37°4. P. 80. S. T. 39°8. P. 128. R. 40.

L'expectoration est insignifiante et ne contient plus d'albumine.

23° jour M. T. 36°8. P. 80. S. T. 38°.4. P. 92.

D'Espine.   5

En avant à gauche, son plus élevé qu'à droite. Expansion vésiculairo avec frottement, râles nombreux après los grandes inspirations.

En arrière à gauche, ampliation des espaces intercostaux. Vibrations revenues en arrière.

A la percussion, sonorité partout excepté dans la moitié inférieure gauche, où il y a de la résistance au doigt.

A l'aucultation, à gauche quelques frottements. Expansion vésiculaire nette, quoique faible. En haut plus de souffle. En bas, absence du murmure respiratoire sans souffle. Toujours encore œdème léger des jambes. Les crachats sont peu abondants. Etat général bon; appétit est revenu.

24_e jour M. T. 37^{0}4. P. 68. R. 28. S. T. 38^{0}3. P. 88.

25e jour M. T. 36^{0}2. P. 64. S. T. 37^{0}2. P. 108.

Va très-bien. La matité a diminué en arrière. Sort guérie.

CHAPITRE III.

(24 Observations.)

Notre division serait évidemment fautive, si nous faisions un exposé dogmatique de la septicémie puerpérale ; les formes légères ne devraient pas être séparées des formes graves, la septicémie devrait être étudiée tout d'un bloc et divisée en aiguë subaiguë et chronique. Nous cherchons ici, au contraire, à étudier dans les cas les plus simples la filiation des états morbides complexes qui constituent la fièvre puerpérale, et à établir des jalons qui nous permettront de comprendre mieux les formes graves. A ce point de vue, les 24 observations de ce chapitre offrent un intérêt réel.

Dans une fièvre puerpérale grave, avec péritonite purulente, il est difficile au premier abord de reconnaître dans les symptômes ce qui revient à l'inflammation de la séreuse de ce qui est infection. Aussi, pour les anatomistes purs, c'est une péritonite, une métrite ou une lymphangite puerpérale ; pour les vitalistes, c'es une maladie spécifique comme la variole.

Dans les cas légers on peut, au contraire, distinguer plus aisément la part qui revient à l'intoxication dans la marche de l'inflammation locale et dans les accidents généraux.

1º *Accidents locaux.* Le point de départ *utéro-vaginal* est nettemen accusé dans presque toutes les observations par des lochies *fétides*, dès le quatrième ou le cinquième jour, par de l'œdème des parties génitales externes développé autour d'ulcérations de la vulve et des parois du vagin.

La *douleur* se développe du deuxième au quatrième jour ; elle éclate presque toujours en même temps que la fièvre, quelquefois après, presque jamais avant. Elle est parfois difficile à constater, le premier jour surtout. C'est en déprimant lentement le paroi abdominale, et en arrivant sur le globe utérin, que l'on peut délimiter un point douloureux sur les bords de l'utérus.

Quelquefois on sent comme une corde douloureuse s'étendant de l'utérus à la fosse iliaque correspondante; ce signe, sur lequel M. le professeur Béhier a insisté avec raison, est relaté dans trois cas; seulement l'anatomie pathologique a montré que c'est à l'angioleucite et non à la phlébite utérine que l'on doit le rapporter. Tantôt les phénomènes douloureux en restent là, et après l'application de sangsues ou d'un vésicatoire on ne trouve plus trace de douleur le lendemain; tantôt et plus habituellement, la douleur peut même s'étendre, se généraliser à tout le bas-ventre, s'accompagner de tympanite, d'anhélation et de quelques vomissements; il s'agit alors d'une véritable péritonite.

Dans tous les cas non mortels que nous avons observés sauf un (voir obs. XIII), la péritonite a avorté vers le huitième jour des couches, mais la séreuse a conservé une excessive irritabilité après cette première atteinte, et la moindre imprudence suffit pour renouveler les douleurs; plusieurs fois, vers le dixième jour, une levée prématurée les a réveillées et a déterminé des accidents généraux graves, qui se sont apaisés de nouveau sous l'influence d'un traitement convenable. Les récidives sont fréquentes; en lisant les observations de pelvipéritonites puerpérales publiées dans l'excellent mémoire de M. Bernutz, on voit que même dans les cas éloignés du moment de l'accouchement, il y avait eu une première atteinte dans les premiers jours des couches. Aussi ne serions-nous pas étonnés que plusieurs de nos malades qui sont sorties malgré nous, vers le quinzième jour, n'aient eu à se repentir plus tard de leur précipitation (1).

Ces *accidents locaux* ont une importance *théorique* et *pratique.* Au point de vue théorique, ils indiquent la voie suivie par les matières septiques absorbées par les plaies de l'utérus et du vagin et confirment l'interprétation que nous avons donnée aux légères infections du paragraphe précédent.

Le passage par les lymphatiques, au lieu d'être silencieux, est ici accentué par la *douleur latérale,* et a, pour conséquence *pra-*

______

(1) Nous avons dans deux cas constaté à la sortie une tuméfaction presque indolente des culs-de-sac, qui aura pu devenir le point de départ de nouveaux accidents.

tique d'ajouter un danger de plus à l'infection utérine, la propagation de l'inflammation au péritoine. Il s'agit bien dans ces cas *d'angioleucite utérine*, causée par l'absorption de matières septiques dans l'utérus, comme le disait notre collègue, le Dr Lucas Championnière, et comme cela ressort également de nos au-topsies. L'observation suivante en est un exemple.

OBSERVATION XIII.

Lochies infectes d'odeur gangréneuse. — Lenteur de la rétraction uté-rine. — Fièvre dès le premier jour. — Maximum le troisième jour avec douleur sur l'angle de l'utérus. — Lysis du quatrième au huitième jour.

Th... (Ambroisine), 19 ans, grosse fille bien constituée, d'une excel lente santé. Primipare. Grossesse normale. Accouchement laborieux mais naturel, le 16 janvier, à dix heures du soir.

1er jour, 17 janvier, matin, 39°,2 pouls 120.

32 resp.

1er jour. Pas de frissons, mais figure injectée : langue un peu sèche.

2e jour, matin, pouls 116.
Id., soir, 140 temp 39,4.

32 r.

Pouls petit. Parois du vagin œdématiées ; lochies fétides, sangui-nolentes, abondantes, une selle après l'huile de ricin. Ventre un peu ballonné, non douloureux, excepté au niveau de l'utérus, dont on sent le fond tout à fait à droite dans la fosse iliaque. Glace sur le ventre.

Injections vaginales chlorurées.

Digitale, infusion de feuilles, 1 gr.

3e jour, matin, 40 120.
Id., soir, 40,2 122.

30 r.

Tympanite abdominale sus-ombilicale ; pas de douleur superfi-cielle, mais on en détermine en pressant sur l'utérus.

Utérus rétracté. L. P. 20 c.

Lochies brunâtres, d'une odeur infecte qui empeste la salle. Les culs-de-sac sont libres, non douloureux, le col mobile. Figure injec-tée, mais traits naturels. Céphalalgie. Langue un peu sèche, recou-verte d'un enduit brunâtre. Pas une goutte de lait. — Continuation du traitement.

4ᵉ jour, matin, 38,4 102.
48.

Id., soir, 39,8 112.
36.

Va beaucoup mieux ce matin, les traits sont reposés ; trois selles diarrhéiques fétides dans la nuit. Les lochies ont presque cessé. — Ventre plus ballonné qu'hier, sensible à la pression dans toute son étendue. Quelques picotements aux seins, dont on peut exprimer pour la première fois quelques gouttes de lait.

5° jour, matin, 36,2 100.
28.

Épistaxis abondante. Selles diarrhéiques fréquentes dans la journée.

Les seins sont tuméfiés, laissant écouler un peu de lait.

Id., soir, 39,4 116.
52 resp.

6ᵉ jour, matin, 38 96.

Id., soir, 39,9 32.

L'utérus n'a diminué que d'un travers de doigt.

7ᵉ jour, matin, 37,4 88.
28.

Id., soir, 39,1 112.
44.

Amélioration sensible.

8ᵉ jour, matin, 37,3 84.
40.

A eu encore un peu de fièvre pendant trois jours, le soir. Ce n'est que le troisième jour que la fièvre a cessé tout à fait, et que le pouls et la température sont devenus normaux.

13ᵉ jour, pouls, 66.
20 r.

14ᵉ jour, idem.

15ᵉ jour. La diarrhée continue. Lavement laudanisé.

Sort guérie le 36ᵉ jour, 20 février.

A ce moment, le corps de l'utérus était encore dans le ventre, à 8 centimètres au-dessus de la symphyse.

2° *Accidents généraux.* — Les accidents généraux sont la traduction clinique de l'infection de l'organisme par les matières septiques ; leurs caractères spéciaux, leur retentissement sur certaines fonctions démontrent que nous avons raison de faire primer la septicémie sur l'inflammation locale dans nos observations.

La *fièvre*, dans les cas les plus légers, se rapproche beaucoup de la forme que nous avons décrite sous le nom de *fièvre du premier septénaire;* elle débute du deuxième au troisième jour, atteint rapidement un degré élevé, puis devient plus irrégulière dans sa période d'état et de défervescence; tantôt, comme dans l'observation XIII, elle décroît lentement par *lysis*, c'est-à-dire par oscillations descendantes, jusqu'au huitième ou dixième jour; tantôt de nouvelles poussées, accompagnées de frissons, viennent interrompre la période de décours et prolonger le stade fébrile jusqu'au douzième ou quatorzième jour, ou bien même pendant deux ou trois semaines. Chez une femme primipare, qui avait eu, à la suite d'un accouchement par le siége, une déchirure du périnée, fort lente à se cicatriser, la fièvre éclata le deuxième jour, en même temps qu'une légère périmétrite, et dura plus de cinquante jours avec quelques intermissions sous la forme d'accès pseudo-intermittents, en s'accompagnant de sueurs profuses et de diarrhée fréquente. Elle guérit néanmoins après avoir eu une nouvelle poussée péritonitique le trente et unième jour, consécutive à une imprudence.

On dirait que la marche détermine de nouvelles voies d'absorption aux matières septiques, à voir la recrudescence des accidents généraux et locaux dont elle est suivie chez les femmes qui ont commis une imprudence dans le cours de la septicémie.

La forme de la courbe ne paraît pas sensiblement modifiée quand la périmétrite est légère et localisée aux bords de l'utérus; quand il y a une péritonite bien caractérisée, la période d'état est un peu allongée et la fièvre devient *subcontinue* pendant quelques jours.

La *diarrhée* est toujours l'accompagnement obligé de ces sortes de fièvres, dès que l'infection du début est un peu grave ou se prolonge même sous forme légère au delà de la première semaine; dans l'observation 10, les selles ont été nombreuses, liquides et fétides dès le quatrième jour.

Les *épistaxis* sont plus rares ; elles ont été notées dans six observations.

Nous avons observé dans trois cas des *éruptions cutanées*, qui étaient évidemment en rapport avec l'infection utérine. C'étaient des congestions cutanées de la peau, fugaces, ressemblant tantôt à de l'érysipèle, tantôt à de la scarlatine, tantôt à de la rougeole, et comparables aux congestions internes qui sont l'expression habituelle de la résorption septique. Voici, en résumé, dans quelles circonstances elles se sont développées : deux fois, c'était au cinquième jour des couches, après une fièvre d'infection accompagnée de douleur latérale dès le troisième jour, de lochies fétides et de diarrhée. Chez les deux malades, les aisselles, le cou et le devant de la poitrine étaient couverts d'un érythème caractérisé dans un cas par une foule de petites taches rouges de forme irrégulière, disparaissant par la pression, et ressemblant, à s'y méprendre, à une éruption morbilleuse ; dans l'autre, par de larges plaques irrégulières, d'un rouge foncé, ayant l'aspect de l'érythème scarlatineux, sans être accompagnées, néanmoins, d'accidents du côté de la langue ou de la gorge (6ᵉ jour). Les deux éruptions disparurent le lendemain, et leur disparition coïncida avec une diminution notable de la fièvre. Chez la seconde malade, il y eut un nouvel accès de fièvre violent le septième jour et réapparition de l'érythème scarlatiniforme sur la poitrine, au cou, à la figure et sur les bras. « A la base du « cou, il formait une collerette de 5 centimètres de hauteur ; à la « figure, une autre plaque allongée circonscrivant la base de la « mâchoire, à l'endroit où passent les cordons du bonnet ; le « menton était recouvert également d'une plaque d'un rouge « violacé, disparaissant par la pression ; enfin, à la face palmaire « des poignets, deux larges plaques rouges, qui ont persisté pen- « dant deux jours, tandis que le reste de l'éruption disparut « complétement dans la soirée. »

Dans le troisième cas, l'éruption eut la forme d'un pseudo-érysipèle et coïncida avec une poussée fébrile, une sorte de rechûte de l'infection, caractérisée par la décomposition des traits, la petitesse et la mollesse du pouls, de la dyspnée, de la diarrhée; l'érythème était diffus et généralisé à tout le cou; il y avait en même temps une partie rouge, douloureuse sur le sein gauche, qui persista deux jours sans suppurer, tandis que l'érythème et les accidents graves avaient disparu, comme par enchantement, le jour suivant. La température, qui était montée à 39,5 avec un pouls à 136, était tombée, le matin à 36,4; la malade guérit parfaitement et n'eut plus aucun accident pareil. Il ne nous paraît pas naturel d'expliquer ce fait par un érysipèle parti du sein. La brusque apparition de l'érythème dans le cours d'une infection puerpérale, sa coïncidence avec une poussée fébrile nouvelle et des signes d'intoxication grave dus à une imprudence de la malade, nous font plutôt considérer ce pseudo-érysipèle comme une manifestation cutanée de l'intoxication, semblable aux deux cas précédents.

On a décrit d'ailleurs d'autres faits analogues.

M. Guéniot, dans sa thèse sur la scarlatinoïde puerpérale, parle (page 23) « des rougeurs érythémateuses, d'une étendue « toujours restreinte, et pouvant occuper les régions les plus « diverses de la surface cutanée. Ces rougeurs, dit-il, se produi- « sent particulièrement dans les cas de phlébite et de péritonite, « et sont un indice d'infection purulente » (1).

Au point de vue clinique, les érythèmes que nous avons obser- vés se rapprochent beaucoup plus de cette description que de celle de la scarlatinoïde proprement dite, avec miliaire. En par- courant les observations de M. Guéniot, il nous a paru évident également qu'il y avait un rapport entre la septicémie puerpé- rale et ces éruptions frustes; les épistaxis, la diarrhée, les lochies fétides, et dans l'observation 1, une angioleucite utérine, constatée à l'autopsie, paraissent, comme dans nos observations en démontrer la nature infectieuse.

Il faut rapprocher ces rash puerpéraux de la fausse scarlatine décrite par Helm (2) et pour laquelle le professeur Retzius (3), a proposé le nom de *porphyra*. Ses caractères distinctifs sont les suivants, d'après Helm :

(1) Thèse de Paris, 1862.
(2) Les maladies puerpérales par Helm. Paris, 1840.
(3) Hygiea. Bd. XXIII, p. 187.

1° Elle n'est pas l'effet de la contagion et ne la produit pas,

2° Elle apparaît trois ou quatre jours après l'accouchement avec une forte fièvre et du frisson; l'utérus est en même temps le siége de légères douleurs qui ne tardent pas à disparaître. Le lendemain, on aperçoit sur la face des taches disséminées d'un rouge pourpre.

3° Elle ne s'accompagne le plus souvent d'aucun symptôme du côté de la gorge.

4° L'éruption a lieu sans ordre déterminé; elle débute tantôt sur un point, tantôt sur un autre. Elle paraît et disparaît souvent plusieurs fois.

Helm en cite des cas mortels avec pleurésie ou méningite. Retzius n'en a jamais observé. Tandis que Helm en fait une maladie spéciale, Retzius la fait dépendre de l'état puerpéral, et nous croyons qu'il est dans le vrai.

Le Dr Schuberg (1), de Carlsruhe, a publié une observation de fausse scarlatine puerpérale où l'exanthème ressemblait cependant plus à l'érysipèle *migrans* qu'à la scarlatine, comme chez une de nos malades. Chez les blessés, on a signalé également certaines éruptions mal déterminées dans le cours de l'infection purulente. On trouve dans l'article de Volkmann (2) la relation de plusieurs pseudo-érysipèles évidemment en rapport avec une septicémie; le professeur Verneuil a signalé de l'*urticaire* dans un cas d'infection purulente, qu'il rapporte à l'infection. Dans les cas que nous avons relatés, le doute n'était pas possible.

Notre collègue, le Dr Culot (3), a signalé, dans sa thèse sur la médullite aiguë des os, des éruptions scarlatiniformes sans angine préalable au milieu d'accidents septicémiques bien manifestes. Nous reviendrons d'ailleurs bientôt sur le parallèle entre la septicémie puerpérale et celle qui accompagne souvent l'ostéomyélite.

Tous les cas mentionnés jusqu'ici peuvent être considérés

(1) Bericht über die 36° Versammlung deutscher Naturforscher zu Speyer. Séance du 23 septembre 1861.

(2) Volkmann dans Pitha et Billroth., I vol., 2° partie; 1869.

(3. De l'Inflammation primitive aiguë de la moelle des os. Thèse de Paris, 1871.

comme des infections légères; ils renferment en germe les deux facteurs morbides les plus habituels de la fièvre puerpérale, la péritonite d'une part, les accidents généraux de la septicémie de l'autre. Supposez tous les deux ou bien l'un d'entre eux plus accentué ou plus prolongé et vous avez le tableau ordinaire de l'infection puerpérale mortelle. L'observation suivante peut servir de transition entre ces degrés divers d'une même intoxication, c'est une vraie fièvre puerpérale guérie. L'infection s'étant prolongée, son retentissement sur l'organisme s'accentue davantage; ce ne sont plus seulement des congestions multiples, ce sont des inflammations bâtardes diffuses, d'abord au poumon et au péricarde, puis aux lymphatiques des membres, d'où elles rayonnent dans le tissu cellulaire environnant. De là dès abcès multiples, puis une arthrite du genou gauche et enfin une *phlegmatia alba dolens* à droite. Une altération notable des traits, un teint plombé comme dans l'infection purulente des blessés, du délire, une fièvre pseudo-intermittente avec des frissons répétés, sont les signes d'une intoxication beaucoup plus grave et sérieuse que dans tous les cas précédents. Le début a été précoce; la fièvre a commencé par un violent frisson le premier jour, alors que les voies d'absorption utérines étaient encore béantes. La dose de poison absorbée étant plus considérable, l'affection est plus grave, tout en conservant la même marche et la même nature.

OBSERVATION XIV.

Infection primitive grave le premier jour.

Fièvre intense, lochies fétides. — Péritonite le deuxième jour. — Septicémie chronique à forme inflammatoire. — Broncho-pneumonie, péricardite, angioleucite de la jambe gauche, de l'avant-bras. — Abcès multiples. Arthrite du genou gauche. — Diarrhée. — Albuminurie. — Phlegmatia alba à droite. — Durée, deux mois. — Guérison.

K... (Annette), 29 ans. Menstruation régulière. Sujette à tousser depuis cinq ans, a craché le sang deux fois. Se porte assez bien. Néanmoins, a eu un rhumatisme articulaire aigu à 18 ans. Premier enfant à 24 ans; les suites de couches ont été bonnes. A eu plus tard une chute de matrice et porte un pessaire depuis lors. Dernières règles le 15 janvier. Bonne grossesse. Accouchement normal, le

12 septembre, à quatre heures du matin, après deux jours passés dans la salle.

1er jour, 21 septembre. Va très-bien le matin. Dans la journée, coliques utérines, puis un grand frisson.

	soir,	40,5	116.
2e jour,	matin,	39	96.
Id.,	soir,	40,9	106.

Va assez bien le matin. Plus de coliques, pas de douleurs de ventre. 1 gramme sulfate de quinine.

Le soir, les lochies ont diminué. Ventre ballonné, sensible dans presque toute son étendue. Traits non altérés, figure injectée. Large vésicatoire sur le ventre.

3e jour,	matin,	39,2	108.
Id.,	soir.	40,2	106.

Le moindre effort est douloureux. Lochies un peu abondantes, roussâtres, fétides; presque pas de lait. (On emporte son enfant au dépôt.) Un peu d'altération des traits. Langue bonne. Quatre selles diarrhéiques. Le vésicatoire a agi; la douleur a beaucoup diminué. — 2 grammes de sulfate de quinine.

4e jour,	matin,	39,9	92.
Id.,	soir,	41	116.

Sueur abondante pendant la nuit, avec trois ou quatre selles diarrhéiques. Lochies peu abondantes, toujours fétides.

Une injection intra-utérine chlorurée; lavement laudanisé, 30 gouttes; bismuth; 1 gr. sulfate de quinine.

Le soir, l'expression de la figure est bonne; plus de douleurs de ventre ni spontanée, ni provoquée; plus de diarrhée.

5e jour,	matin,	39,2	92.
Id.	soir,	41	108.

Langue sale, teint jaunâtre. Toujours un peu de ballonnement du ventre. Rien dans la poitrine. — 1 gr. sulfate de quinine.

6e jour. L'état local s'améliore; la douleur n'existe plus au ventre, mais il y a eu encore huit selles diarrhéiques, et, ce matin, la malade se plaint de dyspnée. Elle tousse beaucoup.

	matin,	38°	92.
	soir,	38,2	80.

On trouve des signes d'une affection pulmonaire. Aux deux sommets la respiration est sèche. Râles sonores dans toute la poitrine. — Sulfate de quinine, 1 gr.

7e jour,	matin,	38,8	106.
Id.,	soir,	38,5	88.

Un petit frisson dans la nuit. Toujours de la dyspnée. Les lochies sentent plus mauvais. La diarrhée est arrêtée.

8e jour,	matin,	37,4	96.
Id.,	soir,	40,8	120.

Rêveries, dyspnée et expectoration bronchique abondante. Frissons dans l'après-midi. Apparition de douleurs dans les membres. Le dos de la main droite est empâté et douloureux; la douleur s'exaspère par les mouvements des tendons des extenseurs. L'articulation du poignet n'est pas malade, pas plus que les autres articulations du membre supérieur.

Par contre, le genou droit est fortement tuméfié et douloureux. A la face postérieure de la jambe gauche, on trouve une série de nodosités sous-cutanées douloureuses. Suppression du sulfate de quinine. 0,10 d'extr. d'opium.

9e jour,	matin,	40,6	120.
Id.,	soir.	40	129.
			44 r.

Le gonflement de la main droite a augmenté. Rougeur diffuse de la peau, d'où partent des traînées rouges et douloureuses, remontant le long de l'avant-bras. La *rate* est volumineuse; elle mesure 9 à 10 centimètres de diamètre longitudinalement. Au cœur, on entend un bruit de souffle à la base et au premier temps, suivi d'un bruit de frottement qui couvre le petit silence à la région moyenne du cœur (Laboulbène). Le thorax est rempli de râles bronchiques, auxquels se joignen à la base des râles crépitants fins. État général alarmant. Frissor violent dans l'après-midi. Délire continuel. Suppression complète des lochies.

Prescription : Vin; julep avec 10 centigr. d'extrait d'opium; 1 gr. de sulfate de quinine.

18e jour,	matin,	38,4	104.
Id.,	soir,	40,8	96.
			48 r.

Genou très-distendu par l'épanchement; œdème périphérique, mais peu de changement de la couleur de la peau. Les traînées rouges de l'avant-bras se sont élargies en plaques rouges avec empâtement de la peau. Le teint est plombé, mais pas de facies abdominal. L'état général est un peu meilleur. Le pouls est plein, assez fort.

Albumine dans l'urine à flots. Diarrhée. — Prescription : 2 gr. sulfate de quinine; julep avec 10 gr. de teinture d'aconit et 60 gr. d'alcool.

| 11e jour, | matin | 39,4 | ». |
| Id., | soir, | 40,8 | 116. |

30 r.

La respiration est fréquente et irrégulière; la figure injectée. Délire tranquille qui ne l'empêche pas de répondre assez bien aux questions. Toux fréquente. Mêmes signes d'auscultation. Sueur dans la soirée. Diarrhée. Se plaint toujours de son bras droit; l'angioleucite la fait beaucoup souffrir.

| 12e jour, | matin, | 39,5 | 104. |

36.

| Id., | soir, | 40,2 | 120. |

Douleur dans l'épaule droite. Souffre beaucoup du genou. Six selles diarrhéiques dans la journée. Suppression du sulfate de quinine. J. alcool.

| 13e jour, | matin, | 38 | 112. |
| Id., | soir, | 39,6 | 124. |

Les douleurs ont diminué, le genou a désenflé; mais la plaque rouge indurée s'est étendue sur les bords. Amélioration sensible de l'état général. La malade demande à manger. Continuation de la diarrhée. Pour la première fois, on constate un œdème mou des parois abdominales et de tout le membre inférieur droit. L'œdème est très-léger à gauche. Diarrhée. Tympanite abdominale.

| 14e jour, | matin, | 38,1 | 106. |
| Id., | soir, | 40,6 | 128. |

A l'auscultation de la poitrine, râles à bulles moyennes très-nombreuses, surtout à l'inspiration. Plus de souffle. Le frottement revient au cœur. Il suit immédiatement le premier bruit.

| 15e jour, | matin, | 37,4 | 96. |
| Id., | soir. | 39,8 | 96. |

Traînée rouge avec induration moniliforme à la face postérieure du mollet gauche. Il s'est formé à ce niveau un petit abcès superficiel qui s'est ouvert. Diarrhée.

| 16e jour, | matin, | 37,4 | 80. |

Le phlegmon du dos de la main a suppuré. On l'incise aujourd'hui il en sort un pus bien lié.

| 17e jour, | matin, | 36,7 | 96. |
| Id., | soir, | 37,8 | 116. |

L'œdème du membre inférieur droit est très-marqué, général et douloureux à la pression. On ne sent point le cordon. Traces d'œdème à gauche.

18e jour,	matin.	39,4	105.
Id.,	soir,	39.6	104.

Les râles dans la poitrine ont beaucoup diminué. Au mollet gauche, un second petit abcès s'est formé au-dessous de l'autre, sur la traînée angioleucitique.

19e jour,	matin,	37,8	104.
20e jour,	matin,	39,6	96.
Id.,	soir,	40,3	124.

Frisson violent à faire trembler le lit, vers midi. On trouve un nouvel abcès à la partie interne de l'os. On l'incise. Nouveau frisson dans l'après-midi.

Le reste de l'avant-bras, qui était très-tuméfié, a considérablement diminué de volume.

21e jour,	matin,	38,4	108.
Id.,	soir,	39,2	104.
22e jour,	matin.	37,4	106.
Id.,	soir,	38,6	120.
23e jour,	matin,	37,6	
Id.,	soir,	37	108.
2e jour,	matin,	37,8	96.
Id.,	soir,	36,8	116.

La poitrine va bien, plus de râles. Le frottement péricardique a disparu. Le genou droit a de nouveau enflé et est douloureux. Suppression du sulfate de quinine.

25e jour. L'œdème du membre droit a diminué à la jambe, mais la cuisse est encore bien enflée. Il n'y a jamais eu ni cordon douloureux, ni circulation collatérale visible. Seul, le genou et les parties avoisinantes sont enflés. Très-peu de frisson le soir. On détermine de a douleur en pressant sur le trajet des vaisseaux fémoraux et sur le gras du mollet.

32e jour. L'état général est très-satisfaisant. Le gonflement du genou et celui de la cuisse droite sont les seuls phénomènes morbides que présente la malade; il faut y ajouter la diarrhée, qui continue toujours un peu. — Médication tonique.

Depuis lors jusqu'au 20 novembre, l'amélioration a toujours été croissant. L'œdème a disparu peu à peu. L'appétit est revenu, mais la malade ne peut pas marcher, à cause du relâchement des ligamenis du genou et des mouvements latéraux très-étendus qui en résultent. *Appareil silicaté.*

ortie guérie quelque temps après.

La bibliographie des suites de couches fournirait difficilement un plus bel exemple de diathèse inflammatoire.

Nous en rapprochons les deux cas suivants ; le premier est tiré
de la thèse du Dr Thierry (1) (obs. XX). Il s'agit d'une femme
qu'on accouche par la version podalique et qui, dès le deuxième
jour, fut prise de douleurs utérines, et le quatrième jour d'une
péritonite avec frisson. Elle s'accompagna de tous les signes
d'une intoxication générale : frissons répétés, teinte jaune plombée, diarrhée continuelle. Dès le neuvième jour, la malade accusa
une forte douleur dans l'épaule ; quelques jours après, le genou
était tuméfié, douloureux, et un phlegmon se déclarait sur
l'avant-bras droit. Il suppura et fut ouvert le dix-huitième jour.
De nouveaux abcès se déclarèrent les jours suivants sur le bras
droit, le coude et l'avant-bras gauche et dans la région lombaire ; enfin, un mois après, on observa une tuméfaction diffuse,
allongée dans l'épaisseur des muscles de la face antérieure de
l'avant-bras gauche ; la malade fut guérie un mois et demi
après son accouchement. Le second a été observé à l'hôpital
d'Helsingfors par le Dr Pippingskäld (2).

« Une paysanne, accouchée après version préalable le 5 août,
est prise de fièvre au milieu du premier septénaire ; les lochies
deviennent fétides et il se forme sur diverses parties du corps
des bulles grosses comme une noisette et remplies d'un liquide
séro-purulent, avec diarrhée abondante et dépression des forces.
Il se forme bientôt des *abcès* dans le tissu cellulaire sous-cutané,
en général *symétriques* sur les membres. L'incision donne issue
à un pus séreux et des débris de tissu cellulaire. Le dernier abcès
fut ouvert le 3 septembre. Les frissons avaient été fréquents.
Sort guérie le 22 septembre. Pendant ce temps, toutes les accouchées se portaient à merveille. »

L'affection chirurgicale des adolescents, connue sous le nom
de médullite ou de périostite phlegmoneuse diffuse, présente
une analogie frappante avec la septicémie puerpérale et en particulier avec la forme que nous venons de décrire. L'intoxication

(1) Thèse de Paris, 1868. Des maladies puerpérales observées à l'hôpital Saint-
Louis en 1867.

(2) Notisblad f. Lakare och Pharmaz monatsch. für Geburtshulfe, 206 ; Marz
1859-1860.

immédiate est plus profonde, plus intense que dans les autres infections purulentes chirurgicales; ce fait, qui lui est commun avec la fièvre puerpérale, tient probablement à ce que le tissu osseux offre de larges voies d'absorption toujours béantes et assez comparables aux tissus utérins lymphatiques et veineux. Aussi les accidents généraux sont-ils graves d'emblée. Les suites ressemblent aussi à celles que nous avons décrites chez les femmes en couche : congestions pulmonaires et broncho-pneumonies fréquentes, *péricardite* et inflammation rhumatoïde des articulations, prises souvent par quelques auteurs pour du rhumatisme, des troubles gastro-intestinaux très-accusés, quelquefois des érythèmes fugaces, n'est-ce pas, mot pour mot, la description que nous avons donnée de la septicémie puerpérale à longue échéance? On a également confondu la diathèse inflammatoire consécutive à la septicémie avec le rhumatisme vrai, quand elle se porte sur les articulations.

Le mot de diathèse n'explique pas évidemment pourquoi le travail morbide se fait sur un point plutôt que sur un autre; il y a des causes déterminantes qui nous échappent complétement, mais elle est l'expression fidèle de la clinique. La broncho-pneumonie, la néphrite et la péricardite, aussi bien que les inflammations externes, sont produites par l'infection utérine. En constatant le lien qui les unit à la septicémie par le mot de diathèse inflammatoire, on ne l'explique pas plus que dans le rhumatisme on ne se rend compte de la localisation des inflammations, mais on en indique l'origine. Cette diathèse résulte de l'intoxication du sang par les vaisseaux utérins. Aller plus loin, se demander si cette tendance aux congestions provient d'une action paralysante des matières toxiques sur le grand sympathique ou d'une action directe des molécules irritantes ou d'un ferment sur les tissus, dans lesquels ils circulent avec le sang, c'est se lancer dans le champ stérile des hypothèses.

CHAPITRE IV.

SEPTICÉMIE PUERPÉRALE MORTELLE

(33 observations).

La gravité d'une affection n'a jamais été un é'ément de cl:s-sification dans la nosologie, et l'on s'étonne à juste titre de voir que beaucoup d'auteurs ont appelé *fièvre puerpérale* toutes les fièvres graves qui surviennent dans les suites de couches en les séparant soit des autres accidents fébriles plus légers des accouchées, soit du reste de la pathologie.

La septicémie, chez les accouchées comme chez les blessés, peut tuer *rapidement* ou *lentement;* dans la *forme rapide,* la dose du poison est très-considérable et ses effets sur l'organisme, sans être différents dans leur essence des intoxications légères, sont exagérés. Au point de vue des lésions, on peut distinguer deux espèces de septicémies rapides, qui correspondent à peu près en clinique à la forme *aiguë* et *subaiguë*. Dans la première, la maladie est si foudroyante, qu'on ne trouve souvent dans les vaisseaux utérins et dans les tissus environnants aucune inflammation qui accuse le passage des matières septiques; ce sont les cas de fièvre puerpérale dite *sans lésions*, quoique les viscères et le sang portent le plus souvent l'empreinte matérielle de l'infection. Hueter propose de les désigner sous le nom de *septicémie proprement dite.*

Dans la seconde (subaiguë), la marche étant moins rapide et l'absorption du poison par les vaisseaux de la plaie pouvant continuer pendant plusieurs jours, les matières septiques laissent une trace matérielle de leur passage dans l'inflammation des tissus environnants de la plaie (lymphangite, cellulite du bassin, péritonite). Ces inflammations sont à leur tour des centres d'infection et htent par leur développement la mort de la malade. Hueter propose pour ces cas le nom de *pyæmia simplex,* dans la supposition un peu gratuite qu'elles sont dues non plus à une simple absorption de matières putrides, mais à une résorption du pus, dont les qualités phlogogènes sont plus intenses. Ce mot complique inutilement le vocabulaire déjà si embrouillé des infections traumatiques et n'a pas d'ailleurs de base scientifique.

Dans les formes *plus lentes*, la septicémie peut tuer de deux manières :

1° Par l'épuisement de l'organisme sous l'influence de l'infection *prolongée*. Cette forme correspond à ce qu'on a appelé *consomption purulente, fièvre hectique* (phthisie septique) ;

2o Par les *complications*, dont la plus importante est la *pyémie* vraie (avec abcès métastatiques viscéraux, *septico-pyémie*).

Étudions successivement ces divers types des fièvres puerpérales mortelles.

I. — Septicémies rapides.

Les accidents septicémiques peuvent venir compliquer une foule de lésions chirurgicales et affecter une forme un peu différente, suivant la rapidité de leur marche et les lésions locales qui les accompagnent. Ainsi on peut donner, comme exemples de septicémies foudroyantes, les phénomènes généraux graves qui enlèvent les malades après une fracture en V du tibia ou un écrasement considérable des parties molles. Le Dr Blum fait remarquer dans sa thèse (1) que ces accidents ne s'observent pas dans tous les cas de gangrène, mais seulement dans ceux où la putréfaction a commencé et où les liquides putrides sont formés, absorbés et mêlés au sang; aussi les gangrènes sèches en sont-elles ordinairement exemptes. L'autopsie ne révèle dans tous ces cas que des congestions viscérales, des ecchymoses disséminées, etc., sans abcès métastatiques.

Dans d'autres cas, les mêmes accidents généraux coïncident avec des accidents locaux à forme inflammatoire diffuse et gangréneuse, qui, partant de la plaie, peuvent envahir en fort peu de temps tout un membre (gangrène foudroyante de Maison-

(1) *Loc. cit.*

neuve), sous l'influence du même poison absorbé par les lymphatiques de la plaie.

Les fièvres puerpérales rapides leur sont tout à fait comparables et leur cachet particulier tient uniquement au siégede l'infection et aux organes importants qui avoisinent la plaie. On peut
distinguer, à ce point de vue, deux variétés de la septicémie puerpérale rapide, la forme *suraiguë* et la forme *aiguë*.

A. *Forme suraiguë.*

Jamais chez les blessés on ne peut trouver une analogie aussi
frappante, ou plutôt une similitude plus complète entre les septicémies expérimentales rapides, telles que les ont observées
Gaspard et Stich, et les fièvres puerpérales foudroyantes. Prou-
vons ce fait en prenant un exemple dans les diverses variétés
qu'elles présentent.

On sait le bruit que l'on fit dans la discussion académique
autour de quelques cas de fièvres puerpérales *sans lésions;* aux
faits de MM. Tardieu (1) et Tarnier (2), on peut en joindre deux
de Virchow (3), dont la compétence ne peut être contestée en
anatomie pathologique, et qui les désigne, dans son rapport sur
les maladies puerpérales à la Charité, sous le nom de *pyémie
aiguë.* Nous en trouvons encore un cité par le professeur Rudolph
Meier (4), dans lequel la lésion primitive existait seule; c'était
une diphthérite de la face interne de l'utérus. Or l'on sait qu'il
est fréquent dans les injections putrides faites chez les animaux,
surtout quand le poison est injecté dans les veines en quantité
suffisante, de voir les animaux succomber en quelques heures,
après avoir présenté une dépression subite des forces, quelquefois des évacuations involontaires et presque toujours un refroidissement général. (*Voir notre introduction.*)

L'autopsie de ces cas est presque toujours négative. Dans les
suites de couches, ces faits néanmoins sont rares, et souvent l'on

(1) Journal des connaissances médico-chirurgicales, 1841.
(2) Thèse de Paris, 1857.
(3) Monatschrift für Geburtskunde, XI, p. 469, 1858.
(4) Loc. cit.

trouve après la mort de l'accouchée un *début de péritonite*, une inflammation à peine ébauchée, qui ne suffit pas pour expliquer la rapidité du dénouement fatal et qui démontre seulement le point de départ utérin de l'infection. Nous en avons observé un bel exemple à Necker, dans le cours d'une petite épidémie.

OBSERVATION XV.

Septicémie suraiguë.

Applic ition du forceps. — Début des accidents dans les 24 premières heures. — Mort dans la nuit du deuxième au troisième jour. — Autopsie. — Négative pour l'utérus et le péritoine. - Congestion pulmonaire. — Hyperémie des reins

B... Claire, 28 ans, couturière, femme robuste d'une bonne santé. — *Primipare*, à terme.

Entre dans la nuit du 23 au 24 mai; les douleurs ont commencé vers 3 heures du matin. Le matin à 5 heures, la dilatation du col n'est pas encore complète. Seconde position du sommet OIDP.

A 11 heures, la tête s'est engagée dans l'excavation, mais ne décrit pas son mouvement de rotation. Douleurs nombreuses toute la journée, mais la tête n'ayant pas progressé à 4 heures de l'après-midi et les eaux étant teintes par du méconium, le *forceps* est décidé. Après deux applications l'enfant est accouché à 4 h. 1/2. Tête énorme, il est mort. Déchirure superficielle du *périnée*. — *Perte après la délivrance* : 1 gramme de seigle ergoté. Vin de Bordeaux.

L'état sanitaire de la salle n'est pas brillant en ce moment; 3 cas mortels avant l'entrée de la malade. Deux jours après, nouveau cas mortel.

24 *mai soir* (1er *jour*). — Etat satisfaisant de la malade. Ne souffre nulle part, paraît sans fièvre.

25 *mai*. m. 38,8. 160. s. 38.9. 160 p. 40 resp.

On la trouve le matin dans un état très-alarmant. Pas de frisson. Mais pouls très-rapide, faible, presque imperceptible Les bruits du cœur sont très-faibles. Légère tympanite et douleur abdominae à la pression superficielle; elle est plus marquée à l'épigastre qu'à l'hypogastre.

Dans la soirée, l'état s'est encore aggravé; le ballonnement est énorme et la *dyspnée* est considérable. Altération des traits, refroidissement des extrémités. La malade succombe dans la nuit du 25 au 26 mai.

Autopsie. — Décomposition cadavérique assez avancée (26 heures après).

Abdomen. — Anses intestinales très-distendues par des gaz et recouvertes d'arborisations, mais peu de rougeur généralisée. Pas trace de liquide péritonéal, ni de fausses membranes. Le péritoine du petit bassin est parfaitement sain. Le tissu cellulaire du bassin est verdâtre et œdémateux, lésion évidemment cadavérique. *Utérus très-volumineux*, mou, remplit tout le bassin affaissé sur lui-même.

Diam. vertical 21 c.
Diam. transversal 19 c.

Large déchirure du périnée. Les deux lèvres du col de l'utérus sont très-tuméfiées. La face interne de l'utérus est recouverte d'une *couche noirâtre* non fétide. A la partie postérieure de la face interne, morceau de placenta adhérent, mais non putréfié. Tissu utérin sain; pas trace de pus dans les vaisseaux (recherches minutieuses). La cavité utérine est vide et ne contient pas de caillots.

Poumons *fortement congestionnés*. Dans le ventricule droit, grand caillot assez résistant, se continuant dans l'artère pulmonaire. Hyperémie *considérable des reins*.

Quel a été l'agent intermédiaire? Est-ce le forceps? Est-ce l'air de la salle (1), dont la pénétration dans l'utérus a été singulièrement facilitée par l'application du forceps et par l'inertie consécutive? C'est ce qu'il est difficile de dire. Quel qu'il ait été, la relation entre la plaie et la septicémie n'en reste pas moins évidente.

Les observations analogues ne manquent pas dans la littérature puerpérale; nous citerons, en particulier, les observations 1, 13 et 14 de Tonnellé (2), les observations 1 et 3 de Lasserre (3), l'observation 15 de Charrier (4). Celles de Lasserre sont intéressantes par les lésions intestinales qu'il a constatées et qui rappellent les lésions décrites par Stich sur les animaux. Dans celle de Charrier, la tendance hémorrhagique est très-accentuée; la malade a présenté, outre des selles diarrhéiques très-fétides, une épistaxis assez abondante et des ecchymoses de la conjonctive; à l'autopsie, des ecchymoses ont été constatées sous la plèvre, sous le péricarde et sous le péritoine; enfin, la *rate* était diffluente.

Une autre forme anatomique de septicémie foudroyante, qui

---

(1) Le lit de misère se trouve malheureusement dans la salle des accouchées, à l'hôpital Necker.

(2) Arch gén. de méd., 1re série, t. XXVI; 1830.

(3) Thèses de Paris, 1842.

(4) Thèse de Paris, 1855.

se rapproche plus de celle des blessés, a été décrite par Virchow (1) sous le nom de *métrite* et de *paramétrite diffuse*. Danyau (2) et Luroth (3) lui avaient depuis longtemps donné le nom, l'un de *métrite gangréneuse*, l'autre de *putrescence de l'utérus*.

La face interne de l'utérus est transformée en un véritable putrilage, d'une odeur repoussante (Danyau). Dans les cas épidémiques et malins dont nous parlons, l'inflammation est diffuse et tend à envahir avec une grande rapidité tous les tissus voisins en les mortifiant ; Virchow compare avec justesse ce processus à celui du phlegmon diffus ; on pourrait le rapprocher également de la gangrène foudroyante de Maisonneuve. Quelquefois il y a de la lymphangite, mais souvent aussi elle n'existe pas ; le phlegmon gagne de proche en proche le tissu cellulaire du bassin et en quelques jours peut avoir décollé le péritoine pariétal sous une large nappe de pus verdâtre et fétide. Quelquefois il gagne la séreuse, et l'on voit se produire en quelques heures des épanchements purulents d'une extrême fétidité. Cette inflammation diffuse a son point de départ tantôt dans l'utérus même, tantôt dans une déchirure du vagin ou du périnée. Les malades sont enlevés en deux ou trois jours ; le terme le plus éloigné dans les cas de Danyau a été le quatrième jour des couches. Une adynamie profonde, l'altération des traits et la diarrhée sont les symptômes saillants. L'autopsie révèle, outre les lésions locales, des inflammations diffuses éloignées ; Virchow mentionne des phlegmasies parenchymateuses dans divers viscères et dans la rate en particulier, Danyau quelquefois de la pleurésie (obs. 1).

La *pathogénie* de cette forme de septicémie est bien établie par la comparaison des lésions cadavériques avec la marche des accidents pendant la vie ; c'est au moment même de l'accouchement ou peu de temps après qu'ils éclatent. C'est de la face interne de l'utérus que part l'inflammation gangréneuse pour se répandre ensuite dans le bassin.

(1) Arch. fur Path. Anat., t. XXIII, p. 414 ; 1862.
(2) Thèse de Paris, 1829.
(3) Thèse de Strasbourg, 1827.

L'*étiologie* est quelquefois plus complexe ; il faut probablement tenir compte ici de deux facteurs ; pour expliquer la malignité, l'*épidémie* ou le milieu extérieur, et la *femme*, terrain bien préparé pour la maladie, comme l'indiquent presque toutes ces observations.

Ces formes malignes ont presque toujours été observées dans des maternités, au moment d'une grave épidémie et chez des femmes dont la santé avait été chancelante pendant la grossesse.

B. *Forme aigue.*

La septicémie aiguë représente la grande majorité des fièvres puerpérales, et parmi elles la forme péritonitique est sans contredit la plus commune ; mais la péritonite peut manquer aussi comme dans les formes légères. Cruveilhier a publié une observation de lymphangite utérine avec septicémie sans trace de péritonite.

Les observations suivantes en sont de beaux exemples ; l'observation 15 diffère de celle de Cruveilhier par le peu d'étendue de la lymphangite, il n'y a qu'un lymphatique suppuré ; dans l'observation 14, au contraire, la lymphangite part du col et du placenta, comme dans les utérus disséqués par le Dr Championnière, et s'étend aux vaisseaux lymphatiques sous-péritonéaux ; la séreuse est injectée sur les bords de l'utérus en quelques points, et il est probable que si la malade avait résisté à la septicémie, elle aurait eu encore à redouter une péritonite consécutive.

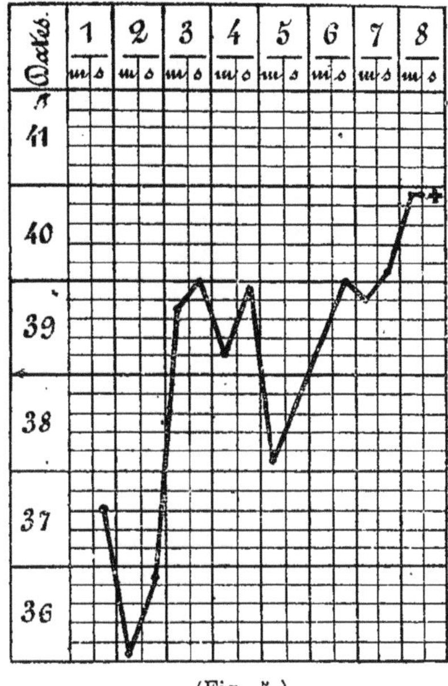

(Fig. 5.)

OBSERVATION XVI.

Septicémie aiguë (sporadique).

Début le troisième jour par un frisson et la fièvre d'infection primitive. Diarrhé continuelle. Délire. Altération des traits. Fièvre continue avec rémission le sixième jour. Mort le huitième jour après nouvelle ascension continue de la température. — Autopsie. Endométrite septique. Sang gelée de groseille. Congestion des poumons.

A.... Anne, 39 ans, domestique, entrée le 15 avril. Réglée à 15 ans, bonne santé habituelle, multipare (3 enfants et une fausse couche), les suites de couches ont toujours été très-heureuses, la dernière grossesse a été normale. Accouchement naturel à terme, le 15 avril à midi. L'état sanitaire de la salle Saint-Cécile est excellent, une seule femme a été prise d'accidents péritonéaux et est en voie de guérison.

Le 15, soir (premier jour). 37.6 92. Va bien, quelques coliques, lochies sanglantes, abondantes.

16 (deuxième jour). M. 36.1.92. S. 369.92. Va très-bien, pas trace

de gonflement des seins, quoiqu'elle donne à téter. Utérus à 14 cent. du pubis.

17 (troisième jour). M. 39.7. 128. s. 40o.128.

La fièvre a débuté hier soir par un *frisson*. Soif vive, figure injectée, pas de douleur dans le ventre, les seins ne sont pas enflés.

18 (quatrième jour). L'état est le même, sauf la *diarrhée*, qui est très-abondante. 0,75 sulf. de quin.

19 (cinquième jour). M. 39.2. $\dfrac{112 \text{ p.}}{36 \text{ r.}}$ S. 39.8. $\dfrac{120 \text{ p.}}{48 \text{ r.}}$ La *diarrhée* continue. Langue chargée. L'utérus est toujours très-développé. Cont. du sulf. de quin., potion tonique et anti-diarrhéique, le facies est altéré; dans la soirée du 19 sécheresse de la langue. Céphalalgie. Le ventre est plat, mais douloureux, *subdelirium*.

20 (sixième jour). M 38.1 $\dfrac{120}{52}$ S. 38 6 $\dfrac{120}{44}$

Délire pendant la nuit avec grande agitation, la malade a couru dans la salle. Selles diarrhéiques involontaires. Langue chargée, teint plombé, jaunâtre, caractéristique, sans ictère véritable. Vomissements. Encore un peu de sensibilité à la pression abdominale.

La base des poumons est remplie de râles humides, légère diminution de la sonorité à gauche, mais peu de souffle.

Continuation du traitement.

21 (septième jour). M. 39.2. $\dfrac{116}{28}$ S. 40o $\dfrac{132}{44}$

Face terreuse. Traits étirés avec pommettes injectées. L'abdomen est légèrement ballonné, mais à peine douloureux. On remarque sur le ventre un certain *nombre de taches d'un rouge foncé* disparaissant par la pression, ayant l'aspect des taches rosées lenticulaires sauf la teinte. On en trouve jusque sur la poitrine en avant. La *poitrine* est remplie partout de râles ronflants et sibilants. Le *délire* est beaucoup plus tranquille, mais il ne cesse pas. La diarrhée est arrêtée.

Se plaint de *douleurs* dans les poignets, rien d'apparent.

22 (huitième jour). M. 39.8. $\dfrac{140}{28}$ S. 40o.1. $\dfrac{134}{40}$

Le ballonnement du ventre a augmenté dans la soirée, facies hippocratique.

23 (neuvième jour). M. 40o.8. $\dfrac{136}{44}$

Agonisante à la visite. Pas d'albumine dans l'urine. Meurt quelques instants après. L'*utérus* n'a pas bougé, il est encore à 13 centimètres du pubis. Cinq minutes après la mort, la température a un peu augmenté, 40°.9.

Autopsie. — Faite 30 heures après la mort.

Pas de rigidité cadavérique. Commencement de putréfaction. Les veines se dessinent en noir.

Abdomen. — Les anses intestinales sont très-distendues par les gaz et recouvrent complétement l'utérus. Pas trace de péronite au niveau des anses intestinales. A peine quelques gouttes de sérosité dans la cavité péritonéale.

L'*utérus* a la forme d'un Z ; il est aplati par les anses intestinales. Injection vive des vaisseaux sous-péritonéaux sur l'utérus entre les deux trompes. Peu d'exsudat, sauf quelques fausses membranes molles et très-petites au niveau des ovaires. Les *veines* du ligament large, et les veines du bassin jusqu'à la veine cave sont gorgées de sang et de caillots mous, gelée de groseille. *Angioleucite utérine,* caractérisée dans l'utérus par de petits abcès dont quelques-uns ont la grosseur d'une forte noisette à l'angle supérieur de l'utérus, tout près de la plaie placentaire, mais plus superficiellement ; le pus est situé presque sous le péritoine. Le long du bord gauche de l'utérus, également petites collections purulentes. On en trouve aussi dans les environs du col de l'utérus.

Les *sinus* sont sains, ainsi que les veines du ligament large.

Le *vagin,* le *col de l'utérus* ne présentent rien de particulier. La face interne de l'utérus exhale une odeur infecte et est recouverte d'un ichor fétide. Au-dessous, on trouve l'utérus sain, sauf une forte injection de la muqueuse.

Ovaires et autres annexes ne présentent rien de particulier.

Foie. — Rien de particulier, sauf la *décomposition cadavérique.*

Rate. — Volumineuse, réduite en bouillie.

Reins. — Le rein droit présente à la coupe au niveau de la portion médullaire de petits *foyers apoplectiques,* rien au rein gauche.

Thorax. — Les poumons ne présentent pas d'abcès métastatique. Congestion intense de la base des deux poumons. Rien dans la *plèvre,* ni dans le *péricarde.*

Cœur. — Paraît normal, les cavités droites sont distendues par des caillots mous, gelée de groseille.

Cerveau. — Rien de particulier.

OBSERVATION XVII.

Septicémie aiguë

Début par la fièvre le premier jour. Continue et peu élevée jusqu'à la fin. Dès le quatrième jour, altération des traits, état typhoïde. — Pas de diarrhée. — Mort le sixième jour. — Autopsie. — Débris placentaires putréfiés. — Un lymphatique utérin rempli de pus. — Ecchymoses dans plusieurs organes. — Sang gelée de groseille. — Pas trace de péritonite.

H...., Marie, 16 ans, grande, blonde jeune fille, d'une constitution vigoureuse et d'un assez fort embonpoint. — *Primipare* à terme. Entre le 9 janvier ; le col est à peine dilaté. Paraît très bien portante, sauf air préoccupé, qui tient, à ce qu'on a appris plus tard, à de vifs chagrins domestiques.

Travail long, laborieux, a duré en tout 30 heures ; on a été sur le point d'appliquer le forceps.

11 janvier. Accouchement naturel à 9 heures du matin. Délivrance naturelle, perd beaucoup de sang dans la journée. Le soir (premier jour). 39°. 144 p.

12 janvier (deuxième jour). M. 128 38.2. S. 140.
32

Douleur permanente dans la fosse iliaque gauche, non lancinante, ne répondant pas dans la région lombaire. Pas d'appétit. Seins engorgés, douloureux.

13 janvier (troisième jour). M. 120 39°. S. 144. 39.7
32

Aucun frisson, sommeil tranquille, la douleur a diminué. — Première selle après purgation (huile de ricin). Les seins sont moins engorgés. *Lochies arrêtées.*

14 janvier. M. 124 S. 40°.2. 140
32   36

Céphalalgie, les lochies coulent un peu. Seins durs, douloureux, laissant écouler un peu de sérosité.

Julep digital, 0,10.

15 janvier (cinquième jour). M. 148. 40°.8.

Face très pâle Aconit 6 gr.

16 janvier (sixième jour). M. 148 40°. S. 140. 39°.8.
40

Langue blanche, humide. Facies altéré, mais traits non grippés.

Indifférence complète à tout ce qui se passe autour d'elle. *Céphalalgi* sus-orbitaire, vertiges, insomnie. *Vomissements* pendant toute la journée, non porracés. Malaise général, ventre ballonné, douleur s'irradiant dans les aines, mais pas bien déterminée comme siége. Lochies ne coulent plus. Constipation. J. sulf. quin, 1 gr. Bouillons glacés. Huile de ricin.

17 janvier (septième jour). M. 144 39°.6. S. 39.9. p. incomptable.

$$\frac{36}{\cdot} \qquad\qquad \text{r. 64}$$

Délire bruyant pendant toute la nuit. Se plaint ce matin de douleurs au poignet, pas de signe objectif d'arthrite. Depuis midi, aggravation de tous les symptômes. *Vomissements* continuels. *Pouls* filiforme, incomptable. Gémissements continuels. Le ventre est souple et nullement douloureux.

Meurt dans la nuit.

Autopsie. — Cadavre bien conservé.

A l'ouverture de l'abdomen, pas trace de liquide dans la cavité péritonéale. Ni fausses membranes, ni état poisseux, ni injection marquée.

Organes génitaux. — Le corps de l'utérus remplit le bassin. Quelques *ecchymoses* sous le péritoine, sur la face antérieure de l'utérus. Dimensions de l'utérus :

Hauteur verticale 20 c.

D'amètre transversal 12 1/2 c.

La *face interne de l'utérus* est recouverte d'une sanie putride. A la partie supérieure droite, débris placentaires, adhérents, putréfiés. Après avoir coupé le tissu utérin en petits morceaux, on trouve un seul vaisseau rempli de pus et communiquant avec une petite ampoule de la grosseur d'un pois et remplie de pus également. Partout ailleurs, le tissu utérin est parfaitement sain, les sinus sont sains également.

Ovaires. — Ligaments larges, ganglions lombaires parfaitement sains. Peu de caillots dans les veines du bassin. Rien de particulier dans le *foie*, la *rate* et les *poumons*. Quelques petites ecchymoses souspleurales. Le *foie* et le *cœur* sont dans un état de putréfaction cadavérique. Le sang est gelée de groseille, très-fluide. Les *reins* seuls présentent une altération remarquable; par une section médiane passant par le hile et le bord convexe, on découvre 5 ou 6 *petits foyers apoplectiques* sur le trajet des vaisseaux qui sont gorgés de sang et forment des arborisations autour de chaque pyramide de Malpighi. Ces foyers apoplectiques sont exclusivement bornés à la partie tubuleuse.

Réflexions. — Ces deux observations de septicémie aiguë présentent de nombreuses analogies :

1° Au point de vue de l'*anatomie pathologique*. Les lésions *primitives* sont de même nature ; dans toutes les deux, la face interne de l'utérus est le point de départ évident de l'infection : dans l'observation XVII, ce sont des débris placentaires putréfiés ; dans l'observation XVI, c'est une couche épaisse de matières fétides, analogue à la boue splénique. On peut s'étonner que, pendant la vie, on n'ait pas noté la fétidité des lochies ; c'est une omission dont on se rend compte en réfléchissant que les lochies ont été presque nulles et qu'il est souvent difficile de constater la chose par soi-même, les malades étant changées de linge au moment de la visite.

Les lésions secondaires éloignées sont bien caractéristiques de la septicémie : *a*) des *ecchymoses* diverses sous la plèvre, sous le péritoine, dans le rein (les premières sont signalées par beaucoup d'auteurs ; mais nous n'avons trouvé nulle part signalées ces apoplexies dans l'intérieur du rein) ; *b*) la *rate volumineuse* et ramollie (obs. XVI) ; *c*) le *sang fluide* et gelée de groseille ; *d*) enfin la *congestion pulmonaire*. Nous n'avons malheureusement pas examiné l'intestin.

2° Au point de vue *des symptômes*. Tout indique, presque dès le début, une intoxication profonde : 1° l'extrême *fréquence du pouls*, qui devient vers la fin filiforme et incomptable ; 2° la *dyspnée* qui, dans l'observation XVI pourrait s'expliquer par la congestion, mais qui l'a précédée d'un jour, et dans l'observation XVII ne s'explique ni par la congestion pulmonaire, ni par la tympanite et relève directement de l'intoxication ; 3° l'*altération des traits*, avec teinte plombée caractéristique, qu'il ne faut pas confondre avec le facies grippé de la péritonite, et que l'on retrouve dans l'infection purulente des blessés ; 4° la *diarrhée*, qui a manqué, il est vrai, dans l'observation XVII, mais dans l'observation XVI éclate dès le quatrième jour et devient le symptôme prédominant ; 5° l'*état saburral des voies digestives* ; 6° le *subdelirium*, sorte de typhomanie, qui dégénère pendant une nuit, dans l'observation XVI, en un délire violent ; 7° la *rapide élévation de tempéra-*

ture, le jour de l'invasion, qui est frappante en particulier dans le tracé de l'observation XVI. On voit qu'il y a comme deux périodes dans ce tracé, comme deux poussées infectieuses principales, dont la dernière, le cinquième jour, s'élève sans interruption jusqu'à la mort, où la température atteint 40°8 et monté même d'un dixième quelques minutes après la mort.

Comme signes locaux, la douleur latérale, qui a existé au début de l'infection dans l'observation XVI, se rapportait évidemment au passage irritant des matières septiques par les lymphatiques; ce fait vient confirmer l'interprétation que nous lui avons donnée dans les formes légères.

La *forme péritonitique* est, sans contredit, la plus fréquente; on a distingué dans la marche une période inflammatoire et une période adynamique; en effet, la première poussée infectieuse, qui se signale le deuxième ou le troisième jour par la rapide élévation de la température, est rarement mortelle, et, quoiqu'il y ait souvent, dès les premiers jours, de la diarrhée et de la dyspnée, ce n'est que vers le septième ou le huitième jour des couches qu'avec de nouveaux frissons apparaît la teinte plombée, que l'haleine devient fétide et que la malade s'affaisse. Cette exacerbation de l'infection coïncidant avec la formation de l'exsudat, il est permis de penser que le pus fétide accumulé dans la cavité péritonéale peut être à son tour un foyer d'infection.

Parmi les nombreuses observations que nous avons recueillies de cette forme de septicémie, nous avons choisi comme exemple un cas de rétention du placenta qui présente une particularité curieuse : l'absence de pus dans les lymphatiques de l'utérus qui étaient remplis d'un liquide brunâtre *fétide, identique à celui qui tapissait la face interne de l'utérus*. Ce même fait a été noté par Disse [1] pendant toute la durée de l'épidémie de Brakel. Il a toujours trouvé l'utérus et quelquefois le vagin recouverts d'un putrilage infect, un épanchement purulent fétide dans le péritoine et les vaisseaux de l'utérus non purulents, mais remplis du même liquide sale que celui qui baignait l'utérus.

[1] Monatsch. Geburtsk., I, 1855, 119.

OBSERVATION XVIII.

Septicémie aiguë sporadique par rétention du placenta.

Septicémie aiguë sporadique par rétention du placenta. — Début de la fièvre le premier jour. — Apparition de la douleur le cinquième jour. — Frisson le troisième jour, après expulsion du placenta. — Subdeli. rium. — Vomissements. — Mort le huitième jour. — Insuccès des injections intra-utérines. — Gangrène placentaire. — Pas d'angioleucite. — Péritonite purulente. — Sang fluide. — Rate diffluente. — Décomposition cadavérique.

Isabelle R..., 22 ans, fille, réglée à 12 ans. Aucune maladie sérieuse avant la grossesse, sauf quelques érysipèles. N'a jamais toussé et n'est pâle que depuis sa grossesse. Grossesse pénible, vomissements fréquents. Préoccupations morales vives. *Primipare.* Entrée le 12 septembre.

Constitution. — Jeune fille à système musculaire peu développé et yeux noir de jais. Tempérament nerveux ; a toujours été très-impressionnable, mais jamais d'attaque de nerf.

Accouchement. — N'est pas à terme. Doit être à peu près au début du huitième mois. Est entrée dans le service de M. Delpech il y a quelques jours, où on a remarqué son impressionnabilité maladive. On constata à son entrée les bruits du cœur fœtal.

Le 12 au soir on la transporte à Sainte-Cécile parce qu'elle est prise de douleurs.

Accouchement très-rapide le 4 septembre à quatre heures du matin.

L'enfant était mort et comme macéré. Le cordon étant très-friable, on chercha, mais en vain, à décortiquer le placenta avec la main dans l'utérus. Le placenta était *friable et adhérent* et ne venait que par morceaux qui paraissaient complétement graisseux.

L'inertie utérine, complète au début, était remplacée pendant les efforts de délivrance artificielle par des spasmes violents. Il y eut un véritable enchâtonnement, et la malade perdant un peu de sang, l'interne de garde cessa les tentatives.

Le *matin à la visite.* — Eréthisme nerveux extraordinaire. Comme elle est très-fatiguée, on la laisse tranquille.

M. 37.5. 116. S. 38.6. 128.

Pas de frisson. Aucune douleur abdominale. Plus de calme dans la soirée. Second essai de décortication infructueux. Les lochies sont déjà un peu fétides.

Injection intra-utérine chlorurée.

Le 14 (2e jour). M. 38.4. 124. S. 39. 128.

Pouls petit; pas de frisson. Extrémités froides. Constipation. A rendu un petit morceau de placenta putréfié.

Deux injections intra-utérines chlorurées. Vin. Bouillon.

Le 15 (3e jour). M. 39.9. 144. S. 37.6. 116.

Sensation de froid, sans vrai frisson. *Traits altérés* sans aspect grippé. Insomnie avec rêvasseries continuelles; subdelirium avec hallucinations, qui ne l'empêchent pas de répondre très-bien aux questions qu'on lui fait. A rendu à deux heures de l'après-midi presque tout son placenta *putréfié* et répandant une odeur infecte. Un vomissement porracé. *Aucune douleur de ventre,* ni spontanée, ni à la pression. Pas de ballonnement.

A quatre heures du soir, un *grand frisson* qui a duré près d'une heure.

Continuation du traitement. De plus, 1,50 gr. sulfate quinine.

Le 16 (4e jour). M. 39.9. 128. S. 38.9. 112.

M. Un *nouveau frisson.* Vomissements porracés, fréquents, sans efforts. Soif vive. Anorexie. Quelques lochies *brunâtres, fétides.* Une selle solide. L'examen du sang a révélé une augmentation de globules et de globulins.

Trait. Id. de plus, *glace. Eau de Seltz.*

S. Un peu d'amélioration. N'a pas vomi dans la journée. Utérus facile à sentir à travers les parois abdominales. Non rétracté, non douloureux. Ventre plat. Lochies purulentes, moins fétides. Pas d'œdème. Seins flasques, sans une goutte de lait.

Continuation des injections intra-utérines.

Le 17 (5e jour). M. 38.2. 120. S. 39.5. 128.

Lochies fétides, avec débris brunâtres. Les vomissements ont recommencé. *Douleurs de ventre* quand elle tousse ou fait le moindre effort. Pas de tympanite.

Les urines ne renferment ni sucre *ni albumine.*

Le 18 (6e jour). M. 30.3. 120. S. 38.9. 124.

Même état. Pas de frissons.

Le 19 (7e jour). M. 38.3. 120. S. 38.3. 112.

Subdelirium continu. Vomituritions continuelles. *Douleur de ventre* a augmenté. Lochies peu abondantes, brunâtres et fétides. Constipation.

Le 20 (8e jour). M 38.3. 140. S. 36.1. 132.

Figure très-amaigrie. Pâleur mortelle. Extrémités froides. Indifférence complète à ce qui se passe autour d'elle. Langue humide, pointue, sans fuliginosités. Odeur aigrelette (de foin) de l'haleine. Le *col utérin* n'est pas douloureux. *Vomissements* continuels, malgré la glace,

D'Espine..   7

'eau de Seltz et l'opium. Etat nerveux bizarre. Subdelirium. Rêvasseries continuelles. Voit des feux roses. Répond néanmoins assez bien quand on lui parle.

Pour la première fois, *diarrhée* abondante, séreuse.

S. Même état. Le refroidissement est général, la dyspnée considérable, sans toux, mais vomituritions incessantes. Pas de tympanite.

Meurt le 21 septembre à 3 heures du matin.

Autopsie. — (Vingt-huit heures après la mort. Journée froide). Commencement de décomposition cadavérique. Pas d'œdème.

Abdomen. — En ouvrant le ventre, on constate une rougeur générale avec arborisation et état poisseux des anses intestinales. Pas de fausses membranes. Il s'écoule environ un litre d'une sérosité purulente, roussâtre, infecte, très-fluide, et ne contenant aucun flocon. Les lésions paraissent au même stade dans le grand et le petit bassin.

L'*intestin*, ouvert dans toute sa longueur, ne présente rien de particulier, sauf quelques *arborisations* par places.

Les plaques de Peyer et les follicules solitaires paraissent sains.

Estomac id. Pas de distension des anses intestinales.

Rate. — De dimensions normales, *diffluente*; forme une sorte de bouillie noirâtre, dont la pulpe est méconnaissable.

Foie. — Verdâtre. Décomposition cadavérique. A la coupe, aspect normal.

Reins. — Pâles, anémiés.

Les *grosses veines de l'abdomen* (veine cave, veine porte, etc.) sont gorgées d'un sang fluide.

Psoas iliaques sains.

En enlevant les *organes génitaux*, on voit à la coupe des ligaments larges, une grande quantité d'orifices vasculaires qui paraissent sains et ne renferment ni pus ni caillots.

Utérus assez bien rétracté, en antéflexion légère. Fond déprimé par les anses intestinales. Ne dépasse que d'un travers de doigt le détroit supérieur. Peu d'adhérences. Surface péritonéale poisseuse, non injectée.

Ovaires sains. Pas de lymphatiques apparents. Pas trace de pus dans les annexes.

La *vulve* et le *vagin* ne présentent pas la plus légère éraillure.

Le *col utérin* id., sauf une petite échancrure.

La *face interne de l'utérus* est recouverte d'une couche brunâtre, pulpeuse, à odeur *repoussante*. Sur la face postérieure, à gauche, restes de placenta adhérent forment une saillie dont l'aspect extérieur est celui d'un reticulum à larges mailles ou d'une éponge sale. En tirant sur ces tractus, on s'assure qu'ils adhèrent intimement à l'utérus *A la coupe*, deux couches *a*), l'une profonde (péritonéale), formée par le tissu musculaire sain, avec la section des *sinus* et des lymphatiques, parfaitement sains, quoique renfermant dans leur intérieur un liquide brunâtre pareil à celui de la face interne, mais pas *une goutte de pus* ; *b*) l'autre, superficielle (muqueuse), formée par la muqueuse. Au niveau du placenta, cette couche présente tous les caractères de la gangrène. Entre les mailles de ce tissu putréfié, on trouve du pus caséeux non fluide.

Le reste de l'utérus, haché en petits morceaux, ne *présente pas trace de pus.*

Thorax. — *Poumon gauche.* — Œdème grisâtre à la partie supérieure. Congestion intense à la partie inférieure.

Adhérences pleurales molles. Peu de liquide.

Poumon droit. — Congestion à la base.

Cœur. — Vide, sans caillots. Paraît normal.

Cerveau. — Un peu d'œdème du tissu sous-arachnoïdien. Encéphale sain.

On a voulu faire de cette forme une simple *péritonite*, et les localisateurs ont donné à l'appui de leur opinion l'impossibilité de trouver de différences anatomiques entre une péritonite puerpérale et une péritonite ordinaire. La question était mal posée ; il fallait examiner si la péritonite était le fait principal, primitif, ou si elle n'était qu'une complication, qu'une lésion consécutive. L'anatomie pathologique prouve que :

1° *L'utérus ou le vagin ont toujours présenté des lésions septogènes.*

Buhl signale la lésion utérine comme constante dans les cinquante autopsies qu'il relate (1). Tonnellé, Botrel et Duplay la signalent également. L'utérus, dans toutes nos autopsies, était volumineux, flasque, non rétracté et présentait à sa face interne tantôt des caillots, des restes de placenta putréfiés ; tantôt une gangrène véritable, tantôt enfin une couche noirâtre, flétide, sous laquelle apparaissait le tissu utérin sain.

(1) Buhl. Résumé de 50 autopsies. — Aertsliches Intelligenzblatt. Baiern 1859, n° 14.

2° *La péritonite était accompagnée de lésions infectieuses, caractéri-sées par des congestions dans divers viscères, quelquefois par des ecchy-moses et des inflammations diffuses.*

Les lésions *proprement septicémiques* sont fréquentes dans toutes les formes de la fièvre puerpérale rapide et impriment à toutes le cachet d'une intoxication, qu'il y ait ou qu'il n'y ait pas de péritonite concomitante. Quand il y a eu par l'utérus absorption considérable de substances septiques, on en trouve les traces dans l'*état du sang*, qui est poisseux, non coagulé; le cœur est mou, vide de caillots, ou bien les quelques rares coagulations san-guines qui s'y trouvent ont une consistance gelée de groseilles.

Les *congestions viscérales*, quelquefois poussées jusqu'à l'*hémor-rhagie*, sont les lésions caractéristiques; elles portent principale-ment sur les *poumons*, la *rate*, les *reins* et l'*intestin*. Nous les avons constatées dans la plupart de nos autopsies. Nous attachons plus de prix aux lésions intestinales et aux hémorrhagies, parce qu'elles sont moins banales que la congestion pulmonaire ou le ramollissement de la rate et sont les lésions caractéristiques de la septicémie expérimentale.

Nous avons constaté dans un cas de petites *ecchymoses* sous-pleurales et sous-péritonéales et dans la substance tubuleuse du rein, cinq ou six petits *foyers apoplectiques* entourés d'un tissu for-tement congestionné. Il est naturel de rapporter ces hémorrhagies diverses à une seule cause : l'altération du sang; c'est l'avis de Virchow, pour les ecchymoses endocardiques et pleurales qu'on trouve chez les animaux intoxiqués. Nous n'avons trouvé signalées nulle part ces apoplexies des pyramides de Malpighi; elles sont consignées également dans deux autres cas avec de petites ecchymoses superficielles de la substance corticale; dans un autre cas, c'étaient de petits *foyers apoplectiques sous-muqueux de l'intestin grêle*, avec forte congestion de toute la muqueuse.

L'hyperémie des reins, que nous avons souvent observée, donne l'explication de l'*albuminurie* observée quelquefois dans le cours de la septicémie puerpérale. Buhl dit qu'il a trouvé toujours une tuméfaction de la substance corticale, et, au microscope, les lésions du premier degré de la maladie de Bright. Si donc la cause première de l'albuminurie est l'infection, la néphrite catarrhale en est ici comme ailleurs l'intermédiaire.

Quant aux *lésions intestinales*, elles ont été pour la première fois bien décrites par Lasserre (1); il signale dans les formes les plus légères l'hyperémie de la muqueuse et la *psorentérie*, quelquefois une tuméfaction des glandes de Peyer, dans les formes plus avancées, des ulcérations des follicules solitaires et des glandes de Peyer; les follicules solitaires du gros intestin étaient aussi souvent malades que ceux de l'intestin grêle.

Malgré cette description, qui se rapproche mot pour mot de celle que Stich donnait quelques années plus tard des lésions intestinales chez les animaux morts d'intoxication putride, personne ne fit ce rapprochement, et même beaucoup d'auteurs ont négligé dans l'autopsie l'ouverture de l'intestin. Charrier (2), en 1855, a observé les lésions intestinales aussi bien dans la forme abdominale que dans la forme pectorale; il insiste sur la confluence de la psorentérie dans la partie supérieure de l'intestin grêle. Edouard Martin (3), dans l'épidémie d'endométrite diphthéritique observée à Berlin, signale la tuméfaction de la muqueuse intestinale, son injection et quelques exsudats qui en recouvraient la surface. Nous avons constaté souvent une *hyperémie* très-marquée, s'accompagnant d'arborisations sous-muqueuses et quelquefois de suffusions hémorrhagiques, mais jamais de psorentérie ni d'ulcérations.

Parmi les *affections pulmonaires* non métastatiques, la plus fréquente est la *broncho-pneumonie diffuse*. On en trouve des exemples dans plusieurs auteurs; nous relevons l'observation 35 de Leyden, ainsi conçue :

« Métro-péritonite. Broncho-pneumonie diffuse double avec pleurésie, avec d'ancienne traces d'inflammation du côté des bronches. Mort le quatrième jour des couches. »

On sait que Grisolle admet qu'une première pneumonie prédispose aux récidives; la diathèse inflammatoire paraît, dans ce

(1) Thèses de Paris, 1842.
(2) Thèses de Paris, 1855).
(3) Monatsch., loc cit.

cas, s'être fixée de préférence sur le poumon, qui avait été déjà touché.

L'observation suivante, qui nous a été communiquée par notre excellent collègue M. Charles Monod, paraît indiquer une influence pareille dans un cas d'infection purulente chirurgicale:

Mercier, entré le 4 octobre 1869 à la *salle Sainte-Vierge*. — Désarticulation tibio-tarsienne le 7 octobre pour une tumeur fibro-plastique bosselée du pied droit (service de M. Gosselin, à la Charité). Interrogé sur ses commémoratifs, le malade raconte qu'il a eu une fluxion de poitrine il y a deux ou trois ans; qu'à part cela, il s'est toujours bien porté. Commencement des accidents deux jours après l'opération : fièvre, frissons, puis gangrène du lambeau. Délire. Mort le 15 octobre (8e jour).

Autopsie. — Pas d'abcès métastatiques. Pleurésie purulente à gauche; adhérences fortes entre le poumon et la plèvre qui paraissent anciennes. Aucune lésion dans les autres viscères. Pas de pus dans les articulations.

La *péricardite* est beaucoup plus rare que la pleurésie : elle se développe en général dans les derniers jours et passe inaperçue. Nous l'avons trouvée une fois, en même temps que la broncho-pneumonie, chez une femme qui mourut d'une métro-péritonite le douzième jour de ses couches. Nous n'avons pas trouvé d'*endocardite* dans ces formes rapides, mais *Virchow* en signale deux cas dans son rapport de 1858.

Le *foie* est très-souvent gras ; nous l'avons trouvé dans plusieurs cas jaunâtre, volumineux et conservant l'empreinte du doigt.

Nous pouvons conclure de toutes ces lésions, qu'il ne s'agissait pas d'une simple péritonite, mais bien d'une septicémie puerpérale.

3° *La même forme de septicémie avec complication péritonitique n'a rien de spécial à la puerpéralité et se retrouve dans d'autres traumatismes utérins.*

Winckel (1), dans l'excellent article qu'il consacre à la prétendue fièvre puerpérale, rappelle à cet égard les faits cités par Trousseau, Schu et Helm. Il rapporte 4 cas de Buhl (2), de Munich,

(1) Loc. cit.
(2) Monatschs f. Geburstk., t, XXIII, p 303.

dans lesquels la pathogénie et les lésions de la septicémie sont les mêmes que chez les femmes en couche; nous les traduisons ici à cause de leur intérêt théorique.

1 et 2. Buhl trouva chez deux jeunes filles mortes huit jour après une opération d'épisiorraphie, de la gangrène du vagin, la dilatation ampullaire des lymphatiques, une péritonite purulente généralisée et une double pleurésie purulente.

3. Ecrasement du col avec la chaîne chez une jeune fille de 16 ans, pour un cancroïde. Morte sept jours après l'opération. *Autopsie.* La plaie avait une odeur gangréneuse. L'intérieur de l'utérus et la partie musculaire sont sains; mais on trouve sur les deux côtés de l'utérus deux paquets de lymphatiques purulents. Péritonite purulente généralisée; double pleurésie.

4. Une jeune mère de 17 ans, blessée après une première couche, se fait enlever une végétation en chou-fleur du vagin; après l'ablation de la tumeur, on cautérise la plaie au fer rouge. Mort rapide. A *l'autopsie* : diphthérite de la plaie; lymphangite; péritonite purulente et pleurésie à exsudat purulent infect; reins et foie fortement congestionnés.

Nous rappelons à cet égard notre expérience 10, dans laquelle nous avons obtenu, par des injections de lochies fétides dans l'utérus, une péritonite purulente généralisée, de la métrite, de la phlébite et des abcès métastatiques. Quoique l'expérience ait été faite immédiatement après l'accouchement, on ne pensera pas, nous aimons à le croire, à invoquer pour ce cas la spécificité.

Nous ajouterons à l'appui de notre description les observations suivantes :

OBSERVATION XIX.

Septicémie aiguë avec péritonite.

Début le troisième jour. Première période inflammatoire (3° au 5° jour).— Deuxième période septicémique (5° au 8° jour). Congestion pulmonaire; diarrhée; albuminurie; délire à la fin. Mort le huitième jour.
Autopsie. — Angioleucite utérine. Endométrite septique. Péritonite généralisée. Apoplexies rénales. Injection de l'intestin. Congestion pulmonaire.

S... (Marie), 25 ans, couturière, primipare, a eu une fluxion de poitrine dans le service de M. Lasègue. Grossesse pénible, surtout dans les derniers temps, par les douleurs de reins, qui s'irradiaient dans le ventre et aux aines. Pas d'œdème des jambes. Forte fille avec beaucoup d'embonpoint. Travail long et laborieux ; les douleurs ont commencé le 14 au soir. Accouchement naturel le 15 novembre à six heures du soir ; pas de déchirure, sauf une légère éraillure de la fourchette.

Le 16, matin (2e jour). Matin, T. 37o,7. — Soir, T. 38o,1.

Le matin, va très-bien ; prise dans la soirée de frissons, et de douleurs de reins.

Le 17, matin. T. 40o,2 ; P. 116 ; R. 32. — Soir, 48o,9 ; P. 128 R. 36.

S'est plainte toute la nuit de douleurs de ventre. Ce matin, douleur à la toux et à la pression même légère, surtout au niveau de l'hypogastre.

Rien dans la poitrine, sauf un léger souffle anémique au cœur. Yeux un peu cernés, mais les traits ne sont ni altérés, ni grippés. Langue large, abdominale.

Traitement. — Saignée de 2 palettes, large vésicatoire sur l'abdomen, 4 gr. de sulfate de quinine ; injection intra-utérine chlorurée.

Soir, pouls petit mais résistant, facies grippé, douleurs abdominales vives, douleurs de reins violentes. Couenne sur la saignée.

Le 18 novembre (4e jour). Matin, T. 40o ; P. 114 ; R. 32.

Traits reposés, teint naturel. La douleur du rein et du ventre a beaucoup diminué. Ventre peu tendu. Les seins sont bien remplis. (Ne vomit pas).

Le 20 (6e jour). Soir, T. 40o,4 ; P. 120 ; R. 48.

Depuis hier. diarrhée continuelle, aqueuse.

Depuis aujourd'hui, teint un peu plombé. Facultés intellectuelles ; moral frappé (dit qu'elle va mourir).

La douleur a repris aujourd'hui une nouvelle intensité; quelques coliques (la malade prétend avoir encore un enfant dans le ventre) Tympanite considérable.

Dyspnée très-marquée ; crachats épais ; soif vive.

Traitement. — 2 gr. sulfate de quinine ; julep alcool (depuis 2 jours) ; 1 lavement avec 25 gouttes de laudanum.

Le 21 (8e jour). Matin, T. 39o,2 ; P. 112 ; R. 38. — Soir, T. 39o,5 ; P. 130.

Bonne nuit ; la diarrhée est arrêtée ; la douleur a diminué. Mais l'altération des traits est frappante aujourd'hui (voix cassée ; yeux cernés ; teint mat, plombé). Pouls très-petit, mais a encore une certaine résistance ; abattement.

Le 22 (8e jour). Matin. T. 39°,4 ; P. 128 ; R. 48. — Soir, T. 39°,8 ; P. 136 ; R. 60.

Matin. Ventre non douloureux ; couleur jaunâtre, subictérique de la face ; vomituritions continuelles. Odeur aigrelette caractéristique de l'haleine ; respiration rude dans la poitrine mêlée à des râles muqueux abondants dans les deux tiers inférieurs. Précipité abondant d'albumine dans l'urine.

Soir. Pouls petit, fuyant. Respiration haletante.

Syncope dans l'après-midi. Délire tranquille ; quelques frissonnements. Peau froide, couverte de sueur.

Meurt dans la soirée.

Autopsie (36 heures après la mort). — Marbrures sur tout le corps.

Péritonite généralisée. Liquide séro-purulent roussâtre dans la cavité. Anses intestinales poisseuses, fortement injectées. Ganglions lombaires sains, mais quelques lymphatiques purulents le long de la veine utéro-ovarienne droite.

Les ligaments larges sont épaissis, infiltrés d'une matière gélatiniforme verdâtre, surtout le long du bord droit de l'utérus. A la coupe, orifices des lymphatiques remplis de pus ; les veines sont facilement reconnaissables et sont parfaitement saines.

Pas de pus sous le péritoine abdominal.

L'utérus est développé ; il dépasse de trois travers de doigt le pubis ; pas d'adhérences. Les veines du bassin sont gorgées d'un sang sans caillots.

La surface interne de l'utérus est recouverte d'un enduit noirâtre, très-fétide ; en l'enlevant, on trouve au-dessous la surface rosée saine de la muqueuse.

Mamelons rougeâtres au niveau de la plaie placentaire. A ce niveau, les sinus sont remplis de caillots non ramollis et ne présentent pas traces de pus.

Par contre, le long du bord droit de l'utérus, les lymphatiques utérins sont dilatés et remplis de pus.

Lymphatiques purulents également au niveau du col de l'utérus.

Le col et le vagin ne présentent pas de déchirure.

Reins petits. On a de la peine à les séparer de leur capsule. A la surface, cicatrices probablement anciennes. Petites ecchymoses superficielles.

A la coupe, rein droit : petites apoplexies entre les pyramides. La surface corticale est pâle, anémiée par places.

Rein gauche. Congestionné surtout au niveau des pyramides.

Intestin. L'intestin grêle présente dans sa première et sa dernière portion une forte congestion, caractérisée par des arborisations sousmuqueuses, et dans certains endroits par de véritables ecchymoses. Injection sous-muqueuse dans le côlon descendant.

Poumons. Congestion avec œdème, surtout marquée à la base et à droite. Rien dans la cavité pleurale,

Foie gros, conserve l'empreinte du doigt.

Rate. Ne présente rien de particulier, n'est pas ramollie.

Cœur flaque, vide sans caillots.

Réflexions. — Cette observation nous présente la forme la plus habituelle de la septicémie avec péritonite.

Le *début* a lieu comme dans les septicémies spasmodiques du 2e au 3e jour, par un frisson et une forte élévation de température. Avec cette fièvre d'infection primitive, éclatent les symptômes d'une inflammation abdominale. Ainsi on peut distinguer à partir du début deux périodes, l'une *inflammatoire* qui s'étend du 3e au 5e jour, la douleur prédomine, le pouls est rapide, mais résistant; la saignée couenneuse et il n'y a ni diarrhée, ni altération des traits.

Après la première poussée péritonitique du 3e jour, suit une rémission trompeuse le 4e jour après la médication antiphlogistique.

Mais le 5e jour, apparaît la diarrhée et avec elle, commence la *période septicémique* proprement dite, qui s'annonce par l'altération des traits, le teint plombé, la soif vive, la congestion pulmonaire.

Dans les 2 derniers jours de la vie (7e et 8e jour), l'intoxication s'accentue toujours plus; la température présente une élévation continue, mais moins grande que les premiers jours, et les symptômes abdominaux, tels que les douleurs disparaissent presque complétement de la scène.

Nous ferons remarquer les douleurs de reins et l'albuminurie, qui paraissent tributaires de la septicémie et n'apparaissent qu'à la seconde période.

Les apoplexies rénales au niveau de la substance tubuleuse, l'hyperémie intestinale sont à noter, comme lésions septicémiques.

L'observation suivante est remarquable par la netteté du point de départ utéro-vaginal des lésions et par les lésions septicémiques des viscères.

OBSERVATION XX.

Septicémie aiguë avec péritonite.

*Début le troisième jour par un frisson. Lochies fétides dès le deuxième jour.
Mort le septième jour. Eschare vulvaire.*
*Autopsie. — Gangrène placentaire. Angioleucite utérine. Péritonite généralisée.
Ecchymoses sous-péritonéales, rénales. Injection de l'intestin. Congestion pul-
monaire. Rate diffluente.*

P... (Marie), 22 ans, couturière, réglée à 17 ans. Bonne santé habituelle, sauf douleurs articulaires dans l'enfance et scarlatine à 17 ans.
Grossesse bonne, sans écoulement vaginal.

Primipare. Accouchement normal le 29 nov., à six h. du matin.

29 novembre. 1er jour. Soir 37e8. 84. Va très-bien.

Le 30. 2e jour. Va bien: lochies un peu fétides.

2 décembre. 4e jour. M., 40°8. P. 128. R. 36.—S., 41$_0$. P. 132; R. 32.

Dans la nuit du 30 au 1er décembre, fort frisson d'une heure, suivi
de douleurs de reins et de céphalalgie. On ne trouve ce matin qu'une
douleur hypogastrique profonde à la palpation; lochies sanguinolentes, fétides.

Traitement. — Une injection chlorurée intra-utérine; vésicatoire.
Soir. La douleur hypogastrique a diminué; figure rouge.

Le 3. 5e jour. M. 39,5. P. 124. R. 32. — S., 38,8. P. 124. R. 48.

M. Grand frisson pendant la nuit; recrudescence des douleurs abdominales; affaissement musculaire, altération des traits, teinte terreuse;
diarrhées continuelles liquides, brunâtres; intelligence conservée,
pouls rapide, sans résistance; diminution du murmure vésiculaire.

Lochies d'une fétidité extrême; pas de vomissements.

Traitement. — Sulfate de quinine, 2 gr.; potion alcoolisée; 2 quarts
de lavement laudanisé.

Soir. A souffert de son ventre, toute la journée; état moral meilleur,
plaisante le soir; 1 vomissement.

L'injection intra-utérine entraîne des débris gangrenés. En écartant
les grandes lèvres, on découvre une large eschare à l'entrée du
vagin. — Un 2e vésicatoire.

Le 4. 6e jour. M. 39°. P. 120. — S. T. 40. P. 136. R. 36.

La diarrhée et la douleur de ventre continuent. A pris un bain de
vapeurs d'une demi-heure ce matin. A été prise trois heures après
d'un délire violent, qui continue le soir et s'accompagne de carpho-
logie. — Le soir, urines et selles involontaires; pouls fréquent.

Le 5. 7e jour. M. T. 38,1. P. 88. — S. T. 39°. P. id.

Délire violent; traces d'albumine dans l'urine. Pouls incomptable;
rate volumineuse, hoquet dans la soirée. Morte dans la nuit.

Autopsie. — Péritonite généralisée à tout le ventre, avec injection; fausses membranes et 1 litre de liquide séro-purulent dans la cavité péritonéale. Pas de lymphatiques apparents sous le péritoine. Ceux qui accompagnent les vaisseaux utéro-ovariens sont sains; ganglions lombaires id.; veines utéro-ovariennes et veines du bassin gorgées de sang fluide. Ecchymoses sous-péritonéales à la face antérieure de la vessie et au niveau du foie.

Toute la partie des ligaments larges, qui entoure les trompes, est injectée et ecchymosée. Le tissu cellulaire du ligament large est épaissi et infiltré d'une sérosité épaisse, non purulente; ovaires sains; épaississement du tissu-cellulaire périvaginal; veines périvaginales gorgées de sang; teinte ecchymotique de la muqueuse vaginale; pas de déchirure des parois.

Utérus développé : diam. vertical, 18 cent.; transverse, 12 cent.

Au niveau de l'arbre de vie, déchirures superficielles; face interne de l'utérus recouvert d'un enduit brunâtre fétide, au-dessous duquel on trouve la muqueuse saine. Gangrène plantaire à ce niveau; le tissu est ramolli; pas trace de pus à ce niveau; les sinus sont vides et sains. Près de la corne droite de l'utérus, dilatation ampullaire; lymphatiques remplis de pus; tout autour les lymphatiques sont gorgés de pus.

Foie jaunâtre, garde l'impression du doigt.

Reins non augmentés de volume, présentent à leur surface des *marbrures ecchymotiques* et à la coupe une congestion intense.

Intestins.—Renferment des matières pulpeuses, jaunâtres à la partie inférieure de l'intestin grêle, injection très-vive.

Poumons. — Congestion intense des deux bases; rien dans la cavité pleurale.

Cœur. — Caillots mous, décolorés dans le cœur droit.

Rate. — Ramollie, diffluente (malgré la gelée).

II. Septicémies lentes.

A. Phthisie septicémique.

Nous avons dit que la mort pouvait arriver à la longue par une absorption successive de petites doses de poison septique; l'organisme se consume peu à peu sous l'influence de ces intoxications répétées, il y a une véritable *phthisie*, que nous appelons *septique*, pour rappeler sa cause. On peut en distinguer deux variétés, la *consomption septique* sans rapport avec un foyer purulent péri-utérin; la *consomption purulente*, dans laquelle la fièvre hectique et les accidents qui l'accompagnent sont dus à la présence d'un foyer purulent fétide autour de l'utérus.

Dans les deux variétés, l'infection primitive a lieu, comme dans les cas légers rapportés plus haut, le troisième jour avec de la fièvre et des douleurs hypogastriques; la femme se remet un peu, puis est prise d'un nouveau frisson et d'une nouvelle poussée infectieuse. du dixième au douzième jour; la phlegmasie abdominale disparaît dans la première variété, dans la seconde au contraire, elle tend à se circonscrire dans les environs de l'utérus et l'on trouve à l'autopsie un exsudat purulent enkysté par des fausses membranes dans un des culs-de-sac péritonéaux. Un clinicien éminent, le Dr Bernutz, a décrit fidèlement les symptômes et les complications de la consomption purulente dans ces cas de pelvipéritonites puerpérales; il n'a pas hésité à rapporter, après Andral, à la résorption du pus septique les bronchopneumonies, les diarrhées colliquatives, l'émaciation et la fièvre hectique, ensemble pathologique qui a pu faire por-· ter dans certains cas le diagnostic erroné de phthisie pulmonaire. On verra, d'après les citations que nous ferons de l'ouvrage du Dr Bernutz, qu'il n'y a pas de différence dans les effets de la résorption du pus et des substances putrides, quand cette résorption est lente et successive. La distinction de Hueter, entre la septicémie et la pyaemia simplex ne peut se soutenir en clinique; le pus louable, de bonne nature, est quelquefois résorbé par l'économie sans déterminer un seul accident; c'est la septicité du pus qui le rend redoutable pour l'économie et engendre dans tous les organes des congestions, comme nous l'avons déjà répété souvent. Nous laissons la parole à M. Bernutz (1) :

« Nous avons à appeler tout particulièrement l'attention sur l'inflammation catarrhale, souvent ulcéreuse, qui se traduit par une diarrhée colliquative... Cette diarrhée ne peut être attribuée à la contiguïté de l'abcès pelvien, non-seulement parce que les ulcérations du tube digestif sont disséminées dans tout le con-

____

(1) Bernutz. Clinique médicale des maladies des femmes, t. II, p. 298 et suiv.

duit intestinal... mais parce que cette diarrhée se présente avec
es mêmes caractères dans toute consomption purulente.....

« En même temps que se produit, ou parfois avant que se soit
manifestée cette funeste diarrhée colliquative qui épuise les
forces défaillantes de la malade, on voit survenir, dans des
organes plus ou moins éloignés de la collection purulente, des
affections secondaires, sur le développement desquelles M. le professeur Andral (1) a tout particulièrement attiré l'attention. Ces
affections secondaires peuvent avoir pour siége un ou plusieurs
des organes abdominaux et les organes thoraciques ou n'occuper que ces derniers... Ces affections pulmonaires, secondaires,
qui sont de beaucoup plus fréquentes que celles de tout autre
organe, et sans qu'il nous soit possible de donner aucune raison
à cette plus grande fréquence des déterminations thoraciques,
sont constituées par une sorte de *broncho-pneumonie*, pneumonia
notha, qui tantôt reste sans retentissement sur la plèvre, tantôt
au contraire s'accompagne d'une inflammation plus ou moins
étendue de la séreuse. »

Ces lignes remarquables viennent confirmer le lien que nous
avions cru trouver dans toutes les atteintes graves ou légères de
septicémie puerpérale entre la résorption de matières septiques
d'une part et les inflammations éloignées diffuses.

Parmi ces inflammations éloignées, il faut placer les *arthrites*
et les *inflammations* du *tissu cellulaire sous-cutané*, qui sont souvent un épiphénomène de ces formes de septicémies chroniques;
nous en avons déjà publié un cas guéri (obs. XII); en voici un
exemple rapporté par Grünewaldt (cas VII).

« Accidents inflammatoires de péritonite au début qui s'apai-
sent bientôt. Vers le septième jour, nouvelle poussée fébrile
coïncidant avec le développement d'une arthrite dans le genou.
Fièvre rémittente fort longue; épuisement et délire vers la fin;
mort; rien à l'autopsie, sauf l'arthrite purulente du genou. »

Nous avons recueilli un seul cas de septicémie chronique mortelle à l'hôpital Necker. Le voici en résumé :

(1) Andral. Clinique médicale, t. II, p. 688, 4e édit. Paris, 1839.

OBSERVATION XXI.
Septicémie chronique.

Fièvre d'infection primitive le troisième jour des couches, avec périmétrite légère qui guérit bientôt. Nouveau frisson le dixième jour, avec fièvre rémittente. Vers le seizième jour, formation d'une eschare gangréneuse autour de l'anus, qui prend bientôt une extension énorme. Subdélirium; selles diarrhéiques fétides. Broncho-pneumonie. Un mieux se déclare vers le vingt-troisième jour; néanmoins la fièvre ne cesse pas et prend la forme hectique avec petits frissons et sueurs abondantes. Le trente-septième jour, violent frisson; soubresauts de tendons. Au quarantième jour apparaît un *érysipèle* au sein. La malade meurt dans le coma le cinquantième jour, avec une émaciation considérable. *Autopsie négative.*

B. Septicémie avec pyémie.

Infection purulente classique ; pyémie métastique de Hueter (4 observations).

La pyémie est une complication redoutable de la septicémie; elle consiste dans l'infection par les veines, et a pour cause la plus fréquente l'influence délétère des liquides putrides sur les veines de l'utérus et les caillots qu'elles contiennent.

La pyémie se développe en général plus tardivement que les inflammations diffuses de la septicémie aiguë; la mort survient rarement avant la fin de la deuxième ou de la troisième semaine et quelquefois beaucoup plus tard, comme dans l'observation XXII, qui est un type de septicémie puerpérale lente. Mais quelquefois son développement est presque contemporain de la métro-péritonite, et 3 de nos observations se rangeraient plutôt dans les formes aiguës ou subaiguës de la septicémie.

OBSERVATION XXII.
Néphrite avec éclampsie chez une primipare.

Pyémie et septicémie chronique débutant le troisième jour. — Lochies fétides. — Albuminurie, frissons. — Douleurs de rein à partir du dixième jour. — Fièvre continue. — A la fin, subdélirium, puis coma. — Parotidite le dix-neuvième jour. — Congestion pulmonaire. — Autopsie. — Néphrite parenchymateuse. Infarctus et abcès métastatiques des reins à diverses périodes. — Abcès de la parotide.

R... (Félicité), 20 ans, domestique, réglée à 12 ans, primipare.

Bonne santé habituelle. Menstruation régulière, jamais de maladie sérieuse, ni œdème, ni rhumatisme en particulier. Grossesse normale jusqu'au septième mois, où elle a constaté que ses jambes enflaient. Dans les derniers temps de sa grossesse, au dire des personnes qui la voyaient, son caractère avait quelque chose de bizarre, qui n'était pas naturel.

Accouchement parfaitement régulier, gémellaire. — Le 28 mars, à 9 heures du soir, délivrance normale. Un seul placenta à deux cordons. Etait bien immédiatement après l'accouchement. A eu un peu de *délire* pendant la nuit.

Le 29 (1er jour) au matin, après quelques vomissements, prise à 6 heures et demie d'une attaque d'éclampsie. Au moment où j'arrive, à 7 heures, elle est reprise d'une seconde attaque; la *période convulsive* a été courte et les convulsions se passaient surtout à la face; rapidement suivies de *coma*.

Saignée de 800 grammes. La connaissance revient lentement; la malade finit par ouvrir les yeux et par répondre à quelques questions. Œdème généralisé.

L'*urine* précipite à flots par la chaleur et l'acide. Elle renferme une grande quantité de cylindres fibrineux, de globules sanguins et de débris épithéliaux.

$$\textit{Pouls} \begin{cases} \text{pendant l'attaque. . . . .} & 164 \\ \text{après l'attaque. . . . . .} & 134 \\ \text{après la saignée. . . . . .} & 152 \text{ (très-petit).} \end{cases}$$

T. 37°6 (matin).

$$\text{A prendre dans la journée} \begin{cases} \text{jalap. . . . . .} & 0,50 \\ \text{calomel. . . .} & 0,50 \end{cases}$$

Soir. P. 112. T. 37°,1.

Pas de nouvelle attaque. Somnolence. Répond bien aux questions. Se plaint d'un violent *mal de tête*. Anurie. On ne retire que quelques gouttes d'urine par la sonde; elle est brunâtre et précipite moins abondamment que le matin par AzO^5.

Le 30 (2e jour). M. 100. 36.8. S. 104. 37.5.

Utérus superficiel, à un travers de doigt au-dessus de l'ombilic. *Pas de douleur abdominale.* Petite déchirure de la fourchette. Le soir se sent beaucoup mieux; la céphalalgie a diminué. Eveillée. La vue qui, hier, était comme obscurcie par un nuage, est cependant plus nette. *Une selle.*

Le 31 (3e jour). M. 36.3. 92. S. 38.6.

Utérus à 8 cent. du pubis. L'*albumine* a considérablement diminué dans l'urine.

Le 1er avril (4e jour). M. 39.4. 116. S. 39.8. 120.

M. Peu de frisson. Aucune douleur de ventre.

S. A perdu dans la journée par la vulve *un débris placentaire qui sentait très-mauvais*. Lochies presque nulles.

En pressant fortement dans la fosse iliaque droite, on détermine *de la douleur*. Utérus à l'ombilic (à 7 *cent. du pubis*).

Le 2 (5e jour). M. 37.5. 100. S. 38.6. 104.

A donné à téter jusqu'à aujourd'hui. Cesse, parce qu'un des jumeaux est mort et qu'on emmène l'autre. Seigle ergoté, 0.50.

Le 3 (6e jour). M. 37.1. S. 39.2.

Se plaint de quelques coliques dans le ventre. Lavement purgatif.

Le 4 (7e jour). M. 37.3. S. 38.7.

Plus de douleur par la palpation dans la fosse iliaque. Depuis deux jours, *plus d'albumine dans l'urine*.

Le 5 (8e jour). M. 38.4. 108. S. 39.1. 116.

Huile de ricin. Purgation abondante. Etat général bon.

Le 6 (9e jour). M. 38.1. 100. S. 40.4. 124.

Aucune douleur. *Lochies fétides*. Injections vaginales chlorurées.

Le 7 (10e jour). M. 38.5. 120. S. 40.4. 120.

Frisson dans la journée. L'*albumine*, qui avait disparu, a reparu dans l'urine. Constipation.

Le 8 (11e jour). M. 39.5. S. 40.1. 116.

1 gramme de sulfate de quinine. 1 pil. de tannin de 0 gr. 50.

Le 9 (12e jour). M. 39.6. S. 40.3. 104.

Lochies *très-fétides*. *Diarrhée* liquide abondante, continuelle; véritable flux intestinal. *Céphalalgie*. Pas de troubles oculaires. Très-nerveuse et bizarre dans ses réponses. Quelques soubresauts de tendons. L'*œdème des jambes* a persisté, mais est très-léger et non douloureux; plus prononcé à droite qu'à gauche. Se plaint de *douleurs dans les reins*.

Le 10 (13e). M. 40.3. 108. S. 39.8. 104.

Le facies est naturel. Toujours un peu d'albumine. Diarrhée continuelle.

Le 11 (14e jour). M. 39.9. 100. S. 40.3. 104.

L'utérus n'est point rétracté. Le fond est à 6 *cent. du pubis*. Quoiqu'elle ne se plaigne d'aucune douleur, on en détermine un peu en pressant sur l'utérus.

La fièvre subsiste sous la forme continue ou rémittente continue, sans frissons, avec une diarrhée continuelle qu'on parvient à diminuer à grand'peine. Vomissements fréquents sans aucun symptôme douloureux du côté du ventre. L'état mental n'est pas normal. La malade est très-indifférente à ce qui se passe autour d'elle; elle répond bien néanmoins quand on lui parle. *Pâleur* extrême; figure un peu bouffie. Toujours quelques traces d'albumine.

Le 16 (18e jour). M. 39.4. S. 40.1. 116.

D'Espine.

La *parotide* gauche est enflée et douloureuse. L'*utérus* n'est pas encore rétracté dans le ventre. Il dépasse le pubis de 2 cent.

Le 19 (24ᵉ jour). M. 38.2. 116. S. 41. 128.

44.

Agitation. Dans la poitrine, en avant et en arrière, râles humides très-abondants. Dyspnée. Diarrhée.

0 gr. 75 sulf. de quinine.

A partir du 25 avril (27ᵉ jour), somnolence continuelle; regard un peu fixe quand on la réveille. Se plaint de céphalalgie. La *parotide* est très-hypertrophiée, douloureuse et fait saillie autour de l'oreille. La diarrhée continue. Les lochies ne coulent plus. Le pouls, à partir de ce moment, devient cependant plus fréquent, entre 120 et 160. La fièvre ne cesse pas.

Le 1ᵉʳ mai (33ᵉ jour). M. 39.7. 132. S. 39.5.

32.

L'état est le même. Pâleur extrême. Amaigrissement. Visage défait, mais aucune teinte terreuse. Dort toute la journée pelotonnée sous ses couvertures. Subdélirium tranquille. La parotide est très-enflée. *Du pus* s'est fait jour par le conduit auditif externe. Le ventre est indemne.

La malade s'éteint dans la nuit.

Autopsie. — L'abdomen est parfaitement sain. L'utérus est petit, rétracté derrière le pubis. 7 cent. de diamètre vertical. Le col est entr'ouvert et admet encore la phalangette. Tissu utérin parfaitement sain. Les annexes le sont aussi. Après un examen minutieux, on ne trouve pas trace ni de phlébite, ni de pus, soit dans l'utérus, soit en dehors.

Poumons sont sains, sauf un peu d'emphysème. Pas trace d'infarctus. *Cœur* sain.

Foie et *rate* parfaitement sains à l'œil nu; *cerveau* également. *Pus* dans les mailles de la parotide, collecté en deux ou trois petits foyers.

Reins énormes, ramollis. En cherchant à les énucléer de leur capsule, on constate qu'elle est épaissie et qu'en plusieurs endroits elle forme la paroi externe d'abcès superficiels du rein. La surface des deux reins est criblée d'abcès de toutes les grandeurs et à toutes les périodes de leur évolution, depuis l'*infarctus hémorrhagique* le plus net jusqu'à l'abcès collecté et entouré d'une paroi.

Comme forme intermédiaire, on remarque de petites pustules varioliformes reposant sur une base ecchymotique. Le *rein droit* présente les abcès à une période moins avancée que le rein gauche. Dans ce dernier, quelques abcès sont assez étendus en surface, mais tous ne pénètrent pas profondément dans la substance rénale et présentent à la coupe la forme de coin. Le tissu du rein, à la coupe, est pâle et présente les caractères d'une dégénérescence graisseuse avancée.

Les *vaisseaux du rein* ont été examinés avec soin. Les artères, aussi loin qu'on a pu les suivre, ne présentaient aucune obstruction et paraissaient parfaitement saines.

Réflexions. — Cette observation est unique dans son genre; nous n'avons rien trouvé de semblable dans les divers auteurs que nous avons consultés et nous avons été embarrassé dans son interprétation. La symptomatologie et l'autopsie nous démontrent deux processus morbides différents, dont les connexions sont difficiles à établir d'une manière certaine : 1° la *néphrite albumineuse*, qui date des derniers mois de la grossesse et a déterminé, au moment de l'accouchement, les attaques d'éclampsie; l'albuminurie abondante du premier jour, avec les tubuli et les globules sanguins d'une part, l'altération graisseuse du tissu rénal d'autre part, en font foi; 2° la *pyémie*, qui débute le troialsième jour par la fièvre d'infection primitive et la douleur latérale, et sous la dépendance de laquelle il faut ranger évidemment la *parotidite* apparue le dix-neuvième jour et les abcès métastatiques types constatés dans les deux reins à l'autopsie. La *fièvre pseudo-intermittente*, avec oscillations très-étendues pendant quelques jours (sixième au dixième), et plus tard le vingt-et-unième et le vingt-deuxième jour, avec les *frissons* du dixième et du douzième jour, est également tributaire de la pyémie.

OBSERVATION XXIII.

Septico-pyémie.

Mort le quinzième jour. — Autopsie. — Péritonite très-circonscrite; appétit bon. Angioleucite et phlébite utérine. Abcès métastatiques du poumon gauche. Pleurésie gauche à épanchement séro-purulent abondant.

Debray (Elisa), 23 ans et demi, réglée à 16 ans, bien réglée, femme chétive, mais bien portante. Secondipare. La grossesse dernière a été normale, sauf une enflure aux parties dans le commencement. Accouchement normal le 26 novembre, à 5 heures du soir. Rien de plus à noter. Va très-bien les deux premiers jours.

Le troisième, frisson et douleurs hypogastriques qui nécessitent l'application d'un vésicatoire. Les lochies deviennent fétides et continuent assez longtemps à renaître.

La douleur de ventre a cédé assez rapidement au vésicatoire.

Depuis lors frissons fréquents, accompagnés de sueurs abondantes, quelquefois à tel point que le lit était trempé.

Depuis le 4 décembre (neuvième jour), crache beaucoup, expectoration bronchique épaisse sans caractère particulier, se plaint de douleurs très-vives dans les deux mollets. A l'auscultation, on trouve quelques râles dans la poitrine.

11ᵉ jour, 6 déc. soir. P. 148. R. 40.

Teint jaunâtre, altéré. A eu pour la première fois cet après-midi un violent accès de dypnée qui s'est calmé ce soir. Langue sale, saburrale; pas de vomissements. On a donné inutilement depuis deux jours le sirop d'ipéca et la poudre d'ipéca. La constipation opiniâtre pendant quelques jours a fait place à la diarrhée. Le pouls est petit, concentré. Rien au cœur. Aux deux sommets la respiration est sèche. Lochies presque nulles. Se plaint toujours de douleurs dans les mollets spontanées et à la pression. Léger œdème. Surexcitation. Grande loquacité. Connaissance à peu près conservée.

12ᵉ jour, 7 déc., soir. P. 144. R. 44.

Frissons violents, langue sale. Dyspnée considérable, avec crachats visqueux gluants. Léger souffle au cœur, second temps. Sueurs abondantes ce soir. Douleurs dans les reins, surtout à gauche. A déliré toute la journée. Pupilles contractées, mais égales. Un gramme sulfate quinine.

13ᵉ jour, 8 déc., matin. P. 146.

A un peu dormi cette nuit. Un frisson ce matin. Excitation, répond bien aux questions néanmoins. En arrière, matité à gauche dans toute l'étendue du thorax. En bas, absence du murmure respiratoire; en haut souffle et gros râles humides, bronchophonie. Crachats visqueux, se détachant avec peine.

14ᵉ jour, 9 déc., soir. P. 144. R. 44.

Vésicatoire, sulfate de quinine (1 gram.) et potion alcoolisée. Délire pas de diarrhée. Nuit meilleure. Crachats jaunâtres, spumeux, plus abondants qu'hier; se plaint toujours d'un poids sur la poitrine, dit qu'elle serait sauvée si elle pouvait cracher; difficulté de l'expectoration. La nuit a été meilleure. Pouls très-petit.

Soir, P. 120. R. 40.

Sueurs abondantes, sans frisson. Le ventre est très-développé, non douloureux à la pression dans la région sous-ombilicale. Douleurs au contraire au niveau de l'épigastre ; odeur caractérisque fade de l'haleine. Teint plombé, subdélirium. Dans la poitrine, on entend toujours en arrière un souffle intense et en avant sous la clavicule des râles crépitants. Crachats visqueux, spumeux avec des stries orangées. Œdème des jambes très-marqué à droite, a gagné un peu la cuisse. Pas de douleurs en pressant le long des vaisseaux.

15e jour, 10 déc., matin. P. 132.

A déliré toute la nuit ; se plaint ce matin de douleurs aiguës dans les lombes. L'expectoration est comme hier, mêmes signes d'auscultation. P. 148. R. 37.

15e jour, 11 déc., soir.

Malgré le délire la malade comprend tout ce qu'on lui dit. Aujourd'hui, il y a matité sous la clavicule à gauche, qui s'étend au devant de la région précordiale. On ne sent pas nettement le choc. Les bruits du cœur sont lourds, profonds, néanmoins pas de bruit anormal et à la pointe, les bruits sont très-nets. Se plaint beaucoup des reins. A eu encore une violente attaque de dyspnée aujourd'hui. Meurt dans la nuit.

Autopsie. Abdomen. A l'ouverture du ventre, on trouve dans le petit bassin quelques cuillerées de pus vert, phlegmoneux étalé à la surface de l'utérus. Le paquet de l'intestin grêle qui repose sur l'utérus est poisseux et présente de nombreuses arborisations, comme sur la surface pénitonéale de l'utérus. Aucune trace de péritonite sur la partie sus-ombilicale des viscères abdominaux.

L'utérus remplit encore tout le petit bassin, dépasse le pubis et présente des adhérences molles, soit avec l'intestin grêle, soit avec le rectum.

Longueur, 14 c. Largeur, 11 c.

On trouve, dans la plupart des veines ovariennes, un coagulum récent ne se prolongeant pas du côté de l'abdomen.

Pas de lymphatiques apparents, ganglions lombaires paraissant sains. La veine cave est énorme, elle est remplie de gros caillots noirâtres. Les parois de la veine cave sont tout à fait saines. Les parois des veines ovariennes paraissent également saines.

Ligaments larges, très-épaissis. A la section, on trouve des veines béantes, dont on fait sortir, soit des caillots ramollis, soit en d'autres points du pus.

La trompe gauche est remplie d'une matière muco-purulente.

Au niveau de la veine gauche de l'utérus, on trouve une collection purulente assez considérable évidemment intra-vasculaire, car après avoir vidé le contenu, on fait encore sourdre du pus par les nombreux orifices vasculaires que présente la paroi de l'abcès. La position superficielle de l'abcès fait conclure à de l'angioleucite.

Les veines sont remplies de caillots ramollis au niveau du placenta, ces veines sont remplies de pus. Les parois des lésions sont d'un jaune verdâtre.

La face interne de l'utérus est recouverte d'une sanie noirâtre. Pas de ramollissement de la paroi utérine.

Au niveau du bord supérieur de la symphyse, on trouve un petit abcès dans le tissu cellulaire sous cutané, enkysté, indépendant du péritoine, la symphyse elle-même est saine.

Cœur. Rien de particulier, sauf de gros caillots mous dans le cœur droit, dont quelques-uns sont décolorés.

En poursuivant les artères pulmonaires, on ne trouve pas de coagulum dans leur intérieur. Rien dans le péricarde.

Cavité pleurale gauche, remplie tout entière par un liquide séro-purulent abondant. Couche de pseudo-membranes assez épaisse sur les plévres pariétale et viscérale. Fausses membranes flottantes dans le liquide. Adhérence intime du poumon au diaphragme et adhérences très-résistantes en arrière le long du bord postérieur. En ce point, on trouve, à la surface du poumon, un noyau purulent enkysté, gros comme une petite noix, et communiquant avec la plèvre mortifiée à ce niveau.

A l'intérieur du kyste, pus épais et dans lequel nagent des débris de tissu pulmonaire.

Plus loin, on trouve d'autres abcès aussi gros, mais plus avancés, dans lesquels le pus est plus épais.

Ils sont au nombre de 5 ou 6, et sont tous superficiels.

Petits abcès également au niveau du bord tranchant antérieur du lobe inférieur.

Le côté droit de la poitrine ne présente rien de particulier.

Rate assez volumineuse.

Foie, ne présente rien de particulier à l'œil nu.

Le tableau clinique de la pyémie puerpérale diffère peu vers la fin de celui de l'infection purulente classique et se confond, au début, avec celui de la septicémie puerpérale aiguë telle que nous l'avons décrite plus haut.

L'*ictère* qui a été observé par plusieurs auteurs dans cette forme (Leyden, Winckel) n'est pas en général dû à la formation d'abcès métastatiques du foie, qui sont bien plus rares dans la pyémie puerpérale que dans celle des blessés. La *polycholie* qui l'accompagne permettrait plutôt de le rapporter à la congestion de cet organe, qui est le résultat de la septicémie. Le diagnostic des métastases est d'ailleurs fort difficile et ne peut se faire le plus souvent avec les inflammations diffuses non métastatiques du poumon et des reins, qui sont sous la dépendance de la septicémie. On a donné, comme caractéristique de la pyémie, la répétition des frissons et le type intermittent de la fièvre; ce signe, que *Heubner* regardait comme infaillible chez les blessés et que Winckel recommande dans la pyémie puerpérale, est loin d'être certain. Il suffit de renvoyer aux observations des chapitres 2 et 3, pour voir, à partir du 10e jour, se développer un type intermittent bien marqué, qui n'est évidemment pas causé par des métastases, puisque dans tous ces cas les femmes ont parfaitement guéri. De plus, dans quelques cas de pyémie (Winckel en cite lui-même), le type intermittent n'est pas nettement accusé, il y a à peine des frissons. (Obs. 18.) On pourra simplement soupçonner la pyémie, quand, dans la seconde semaine des couches, la femme, après une petite rémission, est reprise de frissons violents, prend une teinte jaune-citron et du délire; le diagnostic deviendra plus certain si, d'une part, on voit se développer une phlegmatia alba dolens, extension de la thrombose utérine, et que, de l'autre, la malade crache le sang et présente les signes d'une affection aiguë des poumons.

OBSERVATION XXIV.

Septico-pyémie.

Sans symptômes inflammatoires du côté du ventre, à fièvre continue sans frissons du troisième au dix-huitième jour. — Autopsie. Phlébite de la veine utéro-ovarienne droite, des sinus utérins. — Angioleucite utérine. — Ramollissement pultacé de la face interne de l'utérus. Péritonite circonscrite du petit bassin. — Abcès métastatiques et gangrène pulmonaire.

Schiltz (Louise), 19 ans, domestique, primipare. — Grosse fille fortement bâtie, on lui donnait 25 à 30 ans. N'a jamais fait de maladie sérieuse. Grossesse très-bonne. Réglée à 11 ans.

Entrée le 3 décembre. Le travail a débuté à cinq heures du matin, mais les grandes douleurs n'ont commencé qu'à midi. O.I.G.A.

Accouchement normal le 3 décembre à six heures du soir, sans déchirure extérieure apparente. (Voir injection du sang à un lapin.)

2ᵉ jour, 4 déc.	matin,	T. 37.8	
Id.,	soir,	T. 37.9	P. 84.

Œdème des parois du vagin et du vestibule, rétention d'urine, cathétérisme.

Une injection intra-utérine alcoolisée.

Soir va bien.

3ᵉ jour, 5 déc.,	matin,	38.7	100.
Id.,	soir,	39.3	120.

Va bien.

Pas de frisson; pas encore de selle.

4ᵉ jour, 6 déc.,	matin,	39.2	108.
Id.,	soir,	39.9	120.

Va très-bien, bon appétit. Figure injectée. Pas de frisson. — *Céphalalgie.* — Nourrit bien ; les seins ne sont pas engorgés.

Lavement purgatif.

Soir. Deux selles dans la nuit à la suite du lavement.

5ᵉ jour, 7 déc.,	matin,	40.6	120.
Id.,	soir,	40.7	148.

Même état. Les lochies *sentent mauvais.* Enflure des grandes lèvres. L'urine lui cuit encore (j'en conclus une déchirure qui avait passé inaperçue). Rien au cœur. Pouls fort, concentré, mais résistant.

Soir. L'appétit est très-bon ; on fait plusieurs injections intravaginales alcoolisées. Les lochies sentent moins mauvais qu'hier.

Pas l'ombre de douleur dans le ventre qui est très-souple; toujours pas de frisson.

6ᵉ jour, 8 déc.,	matin,	39	120.
Id.,	soir,	40.4	140.

Une *épistaxis.* Va bien.

On continue les injections vaginales chlorurées.

7ᵉ jour, 9 déc.,	matin,	39.4	120.
Id.,	soir,	40.6	130.

Céphalalgie intense. Pouls vibrant. Les lochies sentent toujours très-mauvais. Rien dans le ventre. Pas de frisson.

8ᵉ jour, 10 déc.,	matin,	40.	
Id.,	soir,	40.4	140.

Pas de céphalalgie le matin. L'œdème des grandes lèvres persiste. *Céphalalgie* très-forte le soir.

9ᵉ jour, 11 déc.,	matin,	39.1	120.
Id.,	soir,	40.8	152.

Lochies toujours fétides. Une injection chlorurée intra-utérine.

10ᵉ jour, 12 déc.,	matin,	37.3	116.
Id.,	soir,	39.5	120.

Va bien ce matin. On est venu chercher son enfant ce matin.
Une injection d'alcool phéniqué intra-utérine.
30 grammes huile de ricin.
5 selles diarrhéiques à la suite.
Rien dans les viscères qui explique la continuation de la fièvre.

11ᵉ jour, 13 déc.,	matin,	40.4	128.
Id.,	soir,	41.2	152.

Ipéca 1.50. Une injection alcoolisée intra-utérine. On lui bande les seins qui ne se sont point engorgés.

Soir. Pas de frisson. *Sueur* fétide. Aucune douleur nulle part. L'enflure des grandes lèvres a presque disparu.

12ᵉ jour, 14 déc.,	matin,	40.2	128.
Id.,	soir,	40.7	144.

Soir. Pouls très-fort, vibrant. Figure injectée. Pas de souffle au cœur. Deux selles diarrhéiques.

13ᵉ jour, 15 déc.,	matin,	39.1	116.
Id.,	soir,	41.1	152.

Langue toujours sale. Pas de frisson. 0,75 sulfate quinine.
Diarrhée. Epistaxis le soir.

14ᵉ jour, 16 déc.,	matin,	38.4	108.
Id.,	soir,	40.2	120.

Diarrhée abondante. Commencement d'eschare au sacrum à la partie supérieure du sillon interfessier. Parois jaunâtres. Traits altérés. Odeur fade caractéristique de l'haleine.

Pas de taches sur le ventre qui est souple et non douloureux.
Seins flasques. Pouls ondulant.
Soir. Sueur fétide très-abondante.

15ᵉ jour, 17 déc.,	matin,	39.9	124.
Id.,	soir,	40.3	144
			32 r.

A pris dans la journée 0,75 sulfate quinine, bain de vapeurs d'une heure ce soir pour favoriser la crise.

A passé une bonne nuit après le bain de vapeurs qui a déterminé une sueur abondante.

Rien au cœur.

Poitrine. En arrière et à gauche respiration rude, sans bruits anormaux.

Du côté droit : frottements pleuraux aux 2 temps de la respiration, et râles sous-crépitants aux 2 temps.

Selles diarrhéiques involontaires.

Grande indifférence à ce qui se passe autour d'elle. Très-calme, répond toujours qu'elle se porte très-bien.

16e jour, 18 déc.,	matin,	40	128.
Id.,	soir,	40.4,	140
			36

Matin. Subdélirium. Selles diarrhéiques involontaires.

Soir. Elle a été assoupie toute la journée, tousse beaucoup. N'a jamais eu de frisson. L'odeur de l'haleine est très-marquée. Rien au *cœur.* Dans la *poitrine,* à droite, submatité à la base, la respiration est soufflante, on n'entend pas de râles en arrière. Bronchophonie, sans égophonie. Les lochies qui s'étaient arrêtées ont repris et ont une fétidité gangréneuse. L'eschare s'est étendue en arrière. Diarrhée continuelle. Je la trouve baignée dans ses matières qui sont infectes et présentent l'aspect de raclures de boyaux ; elles contiennent un quantité de débris blanchâtres.

17ᵉ jour, 19 déc.

Stupeur des traits. Teint plombé, excepté les joues qui sont plaquées d'un rouge violacé.

Soir. Assoupissement profond. De temps en temps semble reprendre connaissance et répondre aux questions. Mais indifférence complète à tout ce qui se passe, parfaitement satisfaite, dit toujours qu'elle va bien. Bronchite généralisée des deux poumons. A *droite* souffle, sans râles. Ne tousse plus.

18ᵉ jour, 20 déc.

9 heures du matin. Facies hippocratique.

Meurt quelques minutes après.

20 décembre.

Autopsie. 24 heures après la mort. — Cadavre bien conservé. Ventre peu ballonné.

A l'ouverture du ventre, on n'aperçoit tout d'abord aucune lésion appréciable. Mais en renversant l'*épiploon,* on trouve dans le petit bassin, les anses intestinales poisseuses et injectées par places. La surface utérine est également poisseuse et injectée.

On trouve dans les culs-de-sac environ un verre de liquide séro-purulent.

En décollant le péritoine à la partie postérieure de l'abdomen, on trouve le tissu cellulaire sain ; pas de lymphatiques apparents, mais en disséquant le faisceau vasculaire utéro-ovarien droit, on trouve la veine énormément dilatée, à parois épaissies, se laissant séparer en différentes couches et présentant à la face interne un aspect dépoli et une couleur d'un brun sale. D'ailleurs pas trace de coagulum. La phlébite continue d'une part jusqu'à l'embouchure dans la veine cave, de l'autre jusqu'à l'utérus.

Le volume de cette veine comparé à celle du côté gauche qui est saine, est à peu près triple.

La *veine cave* et ses affluentes sont saines, elles sont remplies de gros caillots mous récents.

Le *ligament large droit* est épaissi, induré; à la *coupe*, on ne trouve pas de pus dans les vaisseaux, seules les veines utéro-ovariennes paraissent saines.

L'*ovaire* est gros, tuméfié, recouvert par une fausse membrane adhérente, pas trace de pus dans son intérieur.

L'*utérus* présente au niveau de la cavité droite deux petites tumeurs jaunâtres qui soulèvent à ce niveau le péritoine; on trouve à l'incision des abcès dans lesquels s'ouvrent une foule de petits vaisseaux gorgés de pus (angioleucite utérine). A part cet endroit, les lymphatiques purulents sont rares dans l'*utérus*. Les veines par contre se dessinent à la coupe, comme de petits ovales aplatis, à parois jaune clair. Mais on ne trouve dans leur intérieur ni pus, ni caillots. La lésion est surtout accentuée au niveau du placenta; à la coupe, la masse spongieuse qui se trouve au niveau de la plaie placentaire, paraît criblée d'orifices d'un jaune livide.

Mais la lésion la plus marquée est celle de la face interne de l'utétérus, qui est recouverte d'une sanie noirâtre fétide et qui est ramollie dans l'épaisseur de plusieurs millimètres, on enlève facilement par le raclage le putrilage formé par la couche profonde du tissu utérin. On ne trouve pas de déchirure apparente au niveau du col ou du vagin.

La *rate* est volumineuse.

Le *foie* est développé, mais ne présente rien de particulier.

Le poumon droit présente dans son lobe inférieur, un léger enfoncement au niveau duquel on trouve une caverne gangréneuse de la capacité d'un œuf de pigeon, remplie d'une sanie brunâtre fétide. On trouve un autre petit foyer gangréneux cunéiforme au niveau du bord libre tranchant du lobe inférieur.

Tout le lobe est hépatisé et est criblé de petites masses d'un jaune grisâtre, et de vrais petits abcès ayant l'apparence des tubercules ramollis.

La plèvre est couverte à ce niveau d'une mince couche pseudo-membraneuse récente.

Le poumon gauche présente quelques abcès de la grosseur d'une noisette, enkystés par une paroi enfermant du vieux pus liquide.

Le *cœur* renferme de gros caillots mous gelée de groseille, en poursuivant les ramifications de l'artère pulmonaire; on les trouve libres sans caillots même aux environs du foyer gangréneux. Les dernières ramifications n'ont pas été suivies.

La valvule mitrale était un peu épaissie à son bord adhérent. Rien dans le péricarde.

Pas d'épanchement pleural.

OBSERVATION XXV.

Septico-pyémie.

Lochies fétides. Douleurs hypogastriques dès le deuxième jour. Frissons répétés. Douleur de côté à gauche, vers la troisième semaine, avec ictère intense. Mort avec dyspnée le vingt-troisième jour.

Autopsie. Phlébite et angioleucite utérine. Péritonite. Pleurésie purulente gauche. Infarctus et abcès métastatiques dans le poumon droit. Foyers apoplectiques dans l'intestin grêle.

Dubois (Clémence), 21 ans, mariée.

Réglée à 13 ans. Bonne santé habituelle.

Jamais de rhumatismes. Peu d'œdème des jambes dans la grossesse.

Accouchée le 30 septembre au soir, en ville. Présentation du sommet; 24 heures de travail. Accouchement normal.

Sans fièvre le lendemain (à ce qu'elle raconte). Couches extrêmement fétides dès le troisième jour. La douleur du ventre a débuté le cinquième jour.

Comme traitement elle n'a eu que des injections. Elle s'est plainte vers la seconde semaine de douleurs fortes dans le sein gauche pour lesquelles on lui applique quelques sangsues. Accès de frissons répétés. Est jaune depuis deux ou trois jours. Entre à l'hôpital le 21 octobre.

Sans ictère prononcé. Traits altérés. Répond bien aux questions; néanmoins intelligence paresseuse. Pas de délire.

Ventre légèrement tendu, ballonné, douloureux à la pression, surtout au niveau de l'hypogastre. Douleur dans la région splénique.

Dyspnée. Pouls petit, fréquent.

On ne peut pas l'ausculter en arrière. Julep alcool, 60 gr., sirop de morphine, 30 gr. Lavement de sulf. de quinine, 1 gr.

22 octobre (23ᵉ jour). Teinte ictérique, intense, jaune, action généralisée. Se plaint toujours de douleurs vives dans l'hypochondre gauche. Pas de douleurs au niveau du foie. Douleurs un peu moins vives dans le reste de l'abdomen. Météorisme. Les veines périphériques des membres supérieurs et inférieurs sont très-développées. Diarrhée. Pas de lochies. Seins affaissés.

Pouls rapide, petit, 144. Peau très-chaude. Dyspnée intense. Fuliginosités sur la langue et les dents. Langue sèche, dure; a déliré pendant la nuit. Pas d'albumine dans l'urine. Matière colorante de la bile en abondance.

1 gr. sulf. de quin.; potion alcool. 60 gr.; vésicatoire sur le ventre.

Soir, P. 144, R. 64. Torpeur, sans délire proprement dit. Pas de frissons. Meurt la nuit.

Autopsie, 24 heures après la mort. — Rigidité cadavérique. Peu de marbrures. Teinte ictérique des téguments très-prononcée.

Abdomen. — Péritonite marquée; le petit bassin est rempli de liquide séro-purulent. Anses intestinales poisseuses sans adhérences. Injection et arborisations nombreuses sur le péritoine viscéral. Pas de cellulite sous-péritonéale. On voit çà et là sur quelques anses intestinales des vaisseaux lymphatiques se dessiner en blanc.

L'utérus remplit le petit bassin, bien revenu sur lui-même. Pus à la coupe dans une quantité de petits orifices vasculaires, béants, près de l'insertion placentaire; les tissus sont vides au voisinage de l'insertion placentaire. La veine cave est vide et complètement saine. Pas de pus dans les annexes et le ligament large. Surface interne noirâtre. Tissu utérin sain. Le foie est congestionné, volumineux, marbré à la surface; la coupe à l'œil nu paraît normale. Pas de trace d'abcès métastatique.

Les reins sont d'un jaune pâle. Le reste est ferme et paraît normal.

Thorax. — Poumon droit développé; ecchymoses sous-pleurales disséminées sous forme de pointillé, surtout dans la scissure interlobaire inférieure. La surface inférieure du lobe est mamelonnée. On aperçoit à la surface une foule de granulations, ayant la consistance au toucher de noyaux de pneumonie lobulaire.

A la coupe, on trouve une quantité de petits abcès, dont le plus gros a le volume d'un pois: ils sont bien circonscrits. Quelques-uns sont superficiels, les autres plus profonds. Tous ne sont pas au même stade; tandis que les uns sont circonscrits par une sorte de membrane, les autres se confondent avec le tissu environnant; d'autres enfin sont des infarctus avec pus collecté et tranchant par leur coloration jaune fauve sur le tissu rouge environnant, qui est hépatisé et dans certains points même a la coloration noirâtre des noyaux d'apoplexie. En disséquant les rameaux de l'artère pulmonaire, on ne trouve pas de caillots.

Congestion avec œdème du lobe supérieur. Pas de pleurésie à droite. Le poumon gauche est rempli au tiers environ d'un liquide séro-purulent. La plèvre costale et diaphragmatique est revouverte de pseudo-membranes. Le cœur est exsangue; peu de caillots dans l'artère pulmonaire.

Intestins. — Le duodénum présente des tumeurs emphysémateuses sous-muqueuses. La muqueuse est injectée dans toute son étendue. Dans la première partie de l'iléon, petits foyers apoplectiques sous-muqueux de la grosseur d'un pois au niveau d'une plaque de Peyer; en les incisant, il en sort une gouttelette de sang. En outre, on en trouve également d'isolés, en rapport avec les follicules solitaires. Pas d'ulcération.

Plus on se rapproche de l'extrémité inférieure de l'iléon, plus les lésions sont nombreuses et prononcées au niveau de chaque plaque de Peyer. A la partie inférieure, on trouve le foyer apoplectique le plus considérable; il atteint l'épaisseur d'une petite noisette.

Les abcès métastatiques viscéraux sont beaucoup plus rares chez les accouchées que chez les blessés; on peut même les considérer comme l'exception, si l'on a soin de retirer du cadre des abcès métastatiques les arthrites purulentes et les abcès du tissu cellulaire, tandis qu'ils sont la règle dans l'infection purulente chirurgicale. Autre différence importante : la phlébite est la règle chez les accouchées; elle n'est point nécessaire dans l'infection purulente des blessés, et, bien souvent, malgré les recherches les plus minutieuses, on ne peut trouver une seule veine malade autour de la plaie. On sait d'ailleurs que la plupart des célèbres observations de Dance sur la relation entre la phlébite et les abcès viscéraux sont empruntées à la puerpéralité. Il se peut donc que les conditions pathologiques ne soient pas tout à fait les mêmes, et nous ne voudrions pas encore étendre à l'infection purulente des blessés les conclusions auxquelles nous sommes arrivé pour les femmes en couche.

L'interprétation pathogénique de la phlébite puerpérale est plus difficile que celle de l'angioleucité. Comme elle est plus tardive, certains auteurs, tels que Leyden (1) et Meckel (2), la séparent complètement de la fièvre puerpérale proprement dite. Meckel ajoute même que la phlébite utérine n'est jamais septique et qu'elle détermine une affection purement mécanique quand les caillots se détachent. Il est, nous le croyons, facile de

(1) Leyden, loc. cit.

(2) Meckel. Das bœsartige Wochenfieber. Charité. Annalen V. Jahrgang. 1854, p. 290.

démontrer que si cette distinction a son utilité en séparant les phases diverses et les modes différents de l'infection puerpérale, elle n'est pas fondamentale, et que la phlébite, avec ses complications lointaines, les abcès viscéraux, dépend, comme l'angioleucite, de l'infection utérine.

On se rappelle la définition que M. le professeur Verneuil donne de l'infection purulente (1) :

« L'infection purulente n'est point une maladie spéciale, mais « seulement une terminaison de la septicémie ; c'est l'empoison- « nement, plus des lésions fortuites surajoutées, qui, par leur « nature et leur siége, aggravent le pronostic jusqu'à le rendre « presque inévitablement mortel. La septicémie et l'infection « purulente doivent être conjointement étudiées, car elles sont « inséparables. »

Chez les femmes en couche, il est possible d'analyser plus facilement, de trier pour ainsi dire les accidents tributaires de l'infection lymphatique et ceux de l'infection veineuse par des particules solides ; d'un autre côté, l'intoxication domine toujours la scène pathologique, de telle sorte que la phlébite est inséparable de la septicémie.

La phlébite utérine est presque toujours précédée de métrite ou de paramétrite et toujours d'une fièvre d'infection dans les premiers jours des couches. En parcourant les observations de divers auteurs sur la pyémie puerpérale, on est frappé de la coïncidence fréquente, à l'autopsie, de la métro-péritonite et de la phlébite ; sans vouloir prétendre faire une statistique exacte, dont les éléments nous manquent, nous nous bornerons aux extraits suivants :

Tonnelé (Obs. VI). — Fièvre puerpérale débutant le deuxième jour, par des douleurs hypogastriques vives et de la fièvre. Mort le huitième jour. A l'autopsie, angioleucite, infiltration purulente des ligaments larges, péritonite, phlébite purulente des sinus, foyers gangréneux dans le poumon, abcès dans les muscles de la jambe, ulcérations intestinales.

Obs. VIII. — Fièvre puerpérale débutant le troisième jour ; amen-

____

(1) Bull. de l'Acad. de méd., 1869.

dement; nouveau redoublement de la fièvre le huitième jour. Mort le treizième jour. Phlébite utérine généralisée; abcès dans le psoas et le triceps.

Obs. X. — Phlébite utérine, angioleucite utérine, péritoine sain.

Virchow (1). Obs. 50. — Fièvre puerpérale violente débutant le sixième jour, *précédée dans les premiers jours d'accidents locaux partis de l'utérus.* Mort le huitième jour.

Autopsie. Diphthérite du vagin, de l'utérus et des parties génitales externes. Thrombose putride de l'attache placentaire et du plexus pampiniforme droit, foyers gangréneux métastatiques du poumon avec pleurésie septique à droite; gonflement inflammatoire aigu, des reins et de la rate.

Leyden rapporte sur 72 autopsies 9 cas de phlébite. Sur ces 9 cas, 4 présentaient à l'autopsie des lésions complexes, surtout de la métropéritonite; les 5 autres cas de phlébite pure furent précédés de symptômes modérés de périmétrite. Ex. :

Obs. 43. — Fièvre débute après un accouchement difficile, le deuxième jour, avec douleurs abdominales, vomissements et diarrhée. La fièvre, qui était rémittente, devient continue à partir du dixième jour. Signes de pleurésie; ictère. Mort le vingt-cinquième jour.

Autopsie. Utérus gros; diphthérite sur le col. Muqueuse utérine rouge boursouflée; phlébite des veines placentaires. Thrombus en détritus se continuant dans la veine spermatique. Pas de péritonite.
Abcès métastatiques dans les deux poumons, pleurésie gauche.

Pfeuffer, à Munich, sur 15 autopsies a trouvé 18 fois de la phlébite, mais jamais sans lésion utérine ou péri-utérine ;

5 fois, métrophlébite;
4 fois, métrophlébite et péritonite;
2 fois, métrophlébite et lymphangite.

Buhl, sur 50 autopsies, décrit 18 cas mortels de pyémie; dans tous la face interne de l'utérus était recouverte d'une couche glaireuse putride. Le point de départ de l'infection était dans les veines placentaires et s'étendait de là quelquefois au plexus pampiniforme.

(1) Gesamellte abhandlungen, p. 690.

Enfin, dans les 4 observations qui nous sont personnelles, et dans lesquelles nous avons constaté de la phlébite utérine et des abcès métastatiques, le point de départ de la face interne de l'utérus était évident dans 3 cas. Dans l'observation XXII, la malade avait présenté au début des signes de périmétrite légère bien accusés. Dans les deux autres observations, l'infection primitive du troisième jour est également bien marquée par la fièvre et les signes d'une périmétrite légère ; on trouva à l'autopsie une sanie fétide à la face interne de l'utérus, de l'angioleucite et de la péritonite.

Il nous paraît donc résulter bien nettement de tous ces faits que si la phlébite utérine est plus rare que l'angioleucite, elle est liée néanmoins comme elle au traumatisme utérin et sous la dépendance de l'infection par la plaie utérine. La *phlébite*, en tant qu'inflammation des parois veineuses, ne peut être niée dans la plupart des cas. Quelquefois, en effet, on n'a constaté qu'une matière puriforme à l'intérieur du vaisseau provenant de la décomposition du caillot; le plus souvent on trouve la paroi elle-même altérée. Dans nos trois observations, les tuniques étaient d'un jaune verdâtre et friables. Dans l'observation XXIV, les lésions étaient surtout bien accusées sur la veine utéro-ovarienne droite; elle était triplée de volume; la paroi interne était friable, inégale, brunâtre et se séparait facilement des tuniques externes notablement épaissies.

La phlébite est-elle *primaire* ou *secondaire*? c'est-à-dire est-ce le caillot décomposé qui irrite les parois veineuses, ou est-ce la phlébite qui détermine la décomposition et la purulence du caillot? Cette question a bien moins d'importance au point de vue qui nous occupe que la cause première dont relèvent ces deux lésions. Pour Virchow, la phlébite serait toujours *secondaire* à la thrombose et il n'y aurait jamais de pus dans la lumière du vaisseau ; il n'y aurait qu'une substance puriforme provenant de la régression graisseuse des caillots. Les dernières expériences ont démontré que, près d'un foyer septique, le caillot peut se ramollir aussi bien *primitivement* que *secondairement*. Waldeyer a déterminé expérimentalement la fonte purulente et putrila-

D'Espine.   9

gineuse du caillot dans le voisinage d'un foyer purulent et conclut de ses expériences que la thrombose et la purulence du caillot peuvent être consécutives à la *phlébite* déterminée par le voisinage du pus extérieur. D'autre part Bubnoff a démontré que les leucocytes peuvent traverser directement les parois de la veine, pénétrer dans le caillot et y déterminer primitivement la suppuration.

Les *abcès métastatiques* sont la règle dans la phlébite utérine; ils n'existent pas dans l'angioleucite sans phlébite; tous les auteurs sont d'accord là-dessus, excepté Botrel (1), qui, dans une observation d'angioleucite utérine, signale un abcès métastatique viscéral et l'explique par une anastomose qu'il aurait trouvée entre la veine rénale et les gros troncs lymphatiques qui accompagnaient le paquet utéro-ovarien.

On peut dire que, dans la fièvre puerpérale, les *abcès du poumon, du foie, de la rate et des reins* coïncident avec la suppuration ou la décomposition des caillots dans les sinus utérins, tandis que les inflammations diffuses, soit des viscères, soit du tissu cellulaire ou des séreuses, peuvent exister en dehors de toute phlébite et sont directement tributaires de la septicémie. Les abcès viscéraux le sont aussi, mais par l'intermédiaire de la phlébite. — Nous renvoyons en particulier à la citation de Cruveilhier.

La nature embolique des abcès est difficile à juger au point de vue microscopique pur; les thromboses qui les accompagnent peuvent être parfaitement consécutives et non pathogéniques, comme l'a montré le Dr Ranvier. Elle ressort plus nettement, suivant nous, de la présence constante de la phlébite utérine d'une part, du siége et de la nature des abcès de l'autre.

C'est dans le *poumon* qu'on les observe cependant le plus souvent; les abcès des *reins* et de la *rate* viennent ensuite; ceux du *rein* sont trois ou quatre fois plus fréquents dans la pyémie puerpérale que dans la pyémie chirurgicale; ceux du *foie* sont plus rares que dans l'infection purulente chirurgicale (Müller). On sent que, pendant longtemps, le grand argument invoqué

(1) Botrel, loc. cit.

contre l'embolie dans l'infection purulente a été l'impossibilité d'admettre le passage de l'embole à travers les capillaires du poumon, et l'on cherchait une autre explication pour les abcès de la rate, des reins et du foie, pour la *pyémie artérielle* en un mot. Les expériences de Weber sont venues détruire cet argument; il donne, dans son beau travail, les conclusions suivantes :

1° De petites masses emboliques peuvent traverser le poumon et s'arrêter dans d'autres organes;

2° Les embolies capillaires suffisent pour expliquer la production des infarctus et des abcès métastatiques;

3° La sérosité pure, le sérum du pus avec ou sans altération, la sérosité des exsudats, les liquides septiques n'amènent pas d'obstruction vasculaire et ne produisent ni infarctus ni abcès. il faut pour cela des éléments solides;

4° Les inflammations diffuses, surtout des séreuses et des muqueuses, peuvent être produites par la sérosité putride. Cependant elles peuvent être consécutives à l'embolie (*iritis pyémique*).

D'autre part, les expérimentateurs ont obtenu des abcès viscéraux tant qu'ils se sont servis de liquides non filtrés ou que, par inhabileté opératoire, ils déterminaient autour de la canule à injection des caillots qui étaient précipités ensuite dans le torrent circulatoire (Trousseau et Dupuy, Sédillot, etc.). Mais, dès qu'on s'est servi de solutions filtrées, on n'a pu obtenir d'abcès viscéraux (Stich, Weber, Billroth).

Voilà des arguments d'une grande valeur en faveur de la nature embolique des abcès viscéraux. Nous en signalerons un dernier, tiré de la nature des abcès; souvent l'abcès éloigné rappelle exactement par son odeur, sa couleur, sa tendance gangréneuse, les caractères de l'abcès des tissus utérins. Ainsi, dans notre observation XXIV, la gangrène pulmonaire avait succédé à un ramollissement gangréneux des tissus de l'utérus, comme dans la célèbre observation 50 de Virchow.

La pyémie puerpérale n'est donc qu'une forme de la septicémie, caractérisée par la pénétration dans les veines de particules solides, infectieuses. La réunion des deux termes embolie et infection paraît nécessaire pour constituer la pyémie puerpérale. Nous n'en voulons pour preuve que l'existence séparée de chaque facteur dans la puerpéralité ; nous avons déjà suffisamment insisté sur la septicémie puerpérale sans embolie et démontré qu'elle engendre une véritable diathèse inflammatoire générale, mais sans formation de petits abcès circonscrits dans les viscères. L'embolie sans infection existe également ; on possède des observations de ramollissement cérébral, d'infarctus des viscères par suite d'endocardite puerpérale, ou bien des embolies pulmonaires à la suite de phlegmatia alba dolens, sans le cortége symptomatique de l'infection purulente et sans la formation d'abcès dans les viscères lésés.

Il y a bien des cas d'endocardite ulcéreuse septique ; mais ceux-là se produisent dans le cours même de l'infection puerpérale ; ils sont sous sa dépendance directe, comme le sont les pleurésies ou les arthrites. L'embole, parti du cœur gauche, peut être aussi septique que celui des tissus utérins et déterminer partout où il s'arrête de vrais abcès métastatiques ; les symptômes sont ceux de l'infection purulente, c'est la variété *artérielle* de la pyémie puerpérale (1) qu'on a appelée aussi, avant de la bien connaître, pyémie spontanée.

(1) Voir Virchow. Embolie et Infection, passim (en partie l'obs. 50).

CHAPITRE V.

RÉSUMÉ ET CONCLUSIONS.

La clinique nous démontre que la septicémie puerpérale n'est pas une maladie mais une série d'accidents locaux et généraux déterminés par l'absorption de matières septiques à la surface de la solution de continuité du canal utéro-vaginal; que de plus ces accidents partent de l'utérus et ont tous un cachet commun, la tendance à la congestion et à l'inflammation des tissus. La différence entre les diverses formes classiques tient soit aux doses variables absorbées, soit au mode d'introduction par le système veineux ou lymphatique. Mais y a-t-il divers poisons septiques ou, en d'autres termes, la *nature* du poison peut-elle varier? Cette question, qui se pose également pour la septicémie chirurgicale, est difficile à résoudre, parce qu'on connaît fort incomplètement les qualités chimiques et biologiques des matières septiques. Ainsi, en pathologie spéciale, on distingue l'*érysipèle*, la *pourriture d'hôpital*, la *septicémie* et la *pyémie*, qui rentrent toutes dans la classe des toxémies traumatiques; mais, en pathologie générale, on voit que les effets sur l'organisme du poison septique ne peuvent être différenciés. Cette vérité apparaît surtout dans l'histoire de la septicémie puerpérale. Ainsi, en Allemagne, on a plus souvent observé qu'en France la *diphthérite des parties génitales;* d'après les descriptions, il est permis de rapprocher cette lésion de la pourriture d'hôpital chez les blessés; il faut faire néanmoins quelques restrictions, car en Allemagne on n'est pas très-sévère sur l'emploi des mots; les expressions diphthérite, processus diphthéritique, inflammation croupale ont été employées successivement pour désigner des affections différentes par leurs caractères cliniques; il en est de même de l'érysipèle; Virchow a proposé d'appeler érysipèle interne les paramétrites diffuses qui surviennent dans certaines formes graves de septicémie. Que la parenté entre toutes ces affections soit fort étroite, nous le croyons ; mais avant d'avoir démontré leur identité, il convient de garder des noms spéciaux pour des affections bien délimitées par leurs signes objectifs. Jusqu'à nouvel ordre, il faut donc regarder la pourriture d'hôpital et l'érysipèle comme des formes spéciales de l'empoisonnement traumatique.

Nous ne revenons pas sur la distinction entre la septicémie et la pyémie simple (Hueter) ; elle n'est pas possible en clinique.

Nous croyons donc pouvoir conclure de notre étude que la septicémie puerpérale est *une* dans sa pathogénie, c'est-à-dire dans la nature et l'enchaînement des lésions qui en dépendent, mais que son étiologie est très-obscure et très-variée. Nous donnons en terminant un résumé de l'état actuel de la question (1).

L'*étiologie* de l'intoxication puerpérale a été l'objet de nombreux travaux en France et en Allemagne ; si tout le monde est à peu près d'accord pour les cas sporadiques, il n'en est pas de même pour les cas épidémiques, et nous trouvons ici les mêmes divergences d'opinions que celles qui se sont fait jour à propos de la discussion de l'infection purulente chirurgicale.

La division de la septicémie en autochthone (auto-infection) et hétérochthone doit être conservée pour l'intoxication puerpérale.

La première se rapporte exclusivement aux cas sporadiques ; ses causes les plus fréquentes sont : des traumatismes violents des organes génitaux, déterminant la mortification des tissus (opérations obstétricales, accouchements laborieux), la rétention de caillots putréfiés, de débris de membranes ou du placenta dans l'utérus, des fœtus macérés, des inflammations catarrhales des voies génitales qui déterminent l'infection, soit en retardant la cicatrisation des petites plaies du col et du vagin, soit en fournissant une sécrétion âcre et fétide qui baigne les ulcérations.

La seconde peut être directe ou indirecte ; l'infection *directe* est

---

(1) Voir Buhl, loc. cit. — Hecker, Klinik, t. II, p. 214-217. — Virchow, Monatsch. f. Geb. XXIII, p. 406, 412. Winckel. Die Path. u. therap., etc., p. 207. — Pour l'érysipèle, Retzius. Epidémie d'érysipèle gangréneux puerpéral à Stokholm, 1859-1860. Monatsch. XVII, 1861, p. 191.

déterminée par le contact avec les plaies génitales de corps tels que le doigt ou des instruments porteurs de matières septiques. Des faits de contagion par infection ont été publiés par plusieurs auteurs (1), soit pour des cas sporadiques, soit dans de petites épidémies limitées à la clientèle d'un médecin ou d'une sage-femme. Ces cas se rapportent surtout à la diphthérite puerpérale, et, à cet égard, Winckel rapporte lui-même l'histoire de quatre accouchées dans sa pratique qu'il regarde à juste titre comme des exemples d'infection par le médecin. Semmelweiss a voulu faire jouer un grand rôle à l'infection par le liquide cadavérique, que transportent étudiants et médecins aux femmes qu'ils touchent après une autopsie. Dans plusieurs cas, surtout dans des cliniques nombreuses, cette cause peut être invoquée avec une certaine probabilité; mais il y a loin de là à la généralisation de cette théorie à toutes les fièvres puerpérales, comme le prétendait l'ardent défenseur de l'infection cadavérique.

L'*infection indirecte par l'air* a été admise par plusieurs auteurs; elle est plus difficile à prouver que l'infection directe; elle explique en partie la plus grande fréquence de la fièvre puerpérale dans les maternités. Virchow admet que le contagium aérien ne se développe qu'au plus fort d'une épidémie. L'origine miasmatique de la septicémie a été défendue par Schwarz et Hecker en Allemagne; elle compte de nombreux adhérents en France, dont Cruveilhier est le représentant le plus illustre en Angleterre également (Simpson). Mais elle n'a pas été comprise de même par tous, et quelques auteurs croient à une hétéro-infection par les voies respiratoires. Or la clinique démontre que, même dans les cas épidémiques, c'est de l'utérus que part l'infection. Tout au plus peut-on admettre une influence nosocomiale générale; on sait que les plaies à l'hôpital ont générale-

---

(1) Nous renvoyons pour de plus amples détails à la discussion académique de 1858, ainsi qu'à l'excellent article que Winckel a consacré à l'étiologie de la fièvre puerpérale (loc. cit., p. 295).

(1) Gooch. Simpson. Peddie. Hutchinson. Ingleby. Litzmann. Campbell. Warrington. West. Chiari. Stous. Schulten (par une sage-femme). Wegscheider (par deux élèves). Schneider (par une sage-femme). Speyer (id.). A. Martin. Semmelweiss. Veit. Stoltberger. Empis. Kaufmann. Winckel, etc.

ment moins bon aspect, qu'elles cicatrisent plus lentement, qu'elles ont plus de tendance à se gangrener. En un mot, la vitalité des tissus est influencée très-certainement par l'air vicié des grands hôpitaux, mais indirectement et non! directement, comme pour la variole ou le croup.

Beaucoup d'observateurs ont prouvé que le séjour prolongé dans une maternité avant l'accouchement ne prédispose nullement à des affections puerpérales plus malignes (1).

L'infection de *la plaie par l'air* peut, au contraire , être directe au moment de l'accouchement, si certaines conditions inhérentes à la femme la favorisent ; ainsi, l'*inertie utérine*, et par conséquent les causes locales ou générales qui la provoquent et l'entretiennent, peuvent permettre l'accès de l'air dans la matrice au moment où les sinus sont encore béants. L'*entrée de l'air dans les veines* utérines, qui a été reconnue dans quelques cas de mort subite chez les accouchées, montre la réalité de cette influence. C'est au moment de l'accouchement qu'existe le danger de l'infection ; la statistique dans les maternités est beaucoup plus favorable pour les femmes qui ont accouché dehors que pour celles qui ont accouché dans les salles (Hugenberger (2), Speith).

En résumé, les sources de l'intoxication sont propres à la femme dans la majorité des cas ; dans les cas épidémiques, on peut admettre une infection par le contact le plus souvent et quelquefois au moment de l'accouchement par l'air ; l'intoxication spé cifique par les voies respiratoires est contraire aux faits et doit être repoussée.

Cette théorie mixte est soutenue par Virchow et Meckel.

De ce qui précède, nous croyons pouvoir tirer les conclusions suivantes :

1° La septicémie puerpérale est constituée par une série d'accidents plus ou moins graves, suivant la dose de matières septiques absorbées par les plaies du canal utéro-vaginal.

---

(1) Braun, Med. Jahrb., B. XVI, 1868, p. 475. — Hecker, Klinik I, p. 221. — Veit. Monatsch. f. Geb., XXVI, p. 186-187.
(2) Viener, Med. Jahrb., 1863. — Hefl, p. 10-27.

2º Ces accidents n'ont rien de spécial à la puerpéralité et doivent être assimilés à ceux que produit la septicémie chez les blessés et les animaux.

3º Le point de départ est toujours dans l'utérus ou le vagin; toutes les causes qui empêchent la cicatrisation de la plaie utérine et qui favorisent le développement de matières septiques à sa surface sont des causes efficientes de septicémie puerpérale.

4' Les lymphatiques sont la voie habituelle d'absorption du poison; la lymphangite est la trace ordinaire, mais non nécessaire, de son passage.

5º La péritonite est une lésion de voisinage due à l'apport de matières septiques par les lymphatiques utérins; elle est comparable aux inflammations locales qui se développent autour des plaies infectées.

6º L'effet de l'absorption septique sur l'organisme est de déterminer des congestions et des inflammations dans tous les organes, en particulier dans les poumons, les reins et l'intestin; des ecchymoses sous-séreuses ou des apoplexies interstitielles; des inflammations internes ou externes qui se localisent de préférence sur les séreuses; *pendant la vie*, cette action se traduit par de la fièvre, de la diarrhée, de la congestion pulmonaire, des épistaxis et souvent par des éruptions cutanées fugaces.

7º La résorption purulente et la résorption septique se confondent dans la clinique.

8º La fièvre de lait n'existe pas; la fièvre du premier septénaire est presque toujours une septicémie légère due à une résorption des lochies par les petites plaies du canal utéro-vaginal. Elle peut se prolonger pendant des semaines quand la rétraction utérine ne se fait pas et que les lochies sont fétides. Dans ce cas, on trouve presque toujours des ulcérations du col ou du vagin qui sont le lieu de l'absorption.

9º Ces infections légères s'accompagnent souvent, mais non toujours, d'angioleucite utérine et de signes de périmétrite légère. Quand l'infection se prolonge, il peut y avoir consomption et mort (*phthisie septique*).

10° La *pyémie* puerpérale est une complication de la septicémie et coïncide presque toujours avec la purulence des veines de
l'utérus.

C'est une complication relativement rare, due, suivant toute
probabilité, à des embolies septiques.

Les abcès métastatiques viscéraux en sont tributaires, tandis
que presque toutes les inflammations du tissu cellulaire et des
articulations sont dues à l'infection lymphatique et ne sont pas
de nature embolique.

TABLE DES MATIÈRES

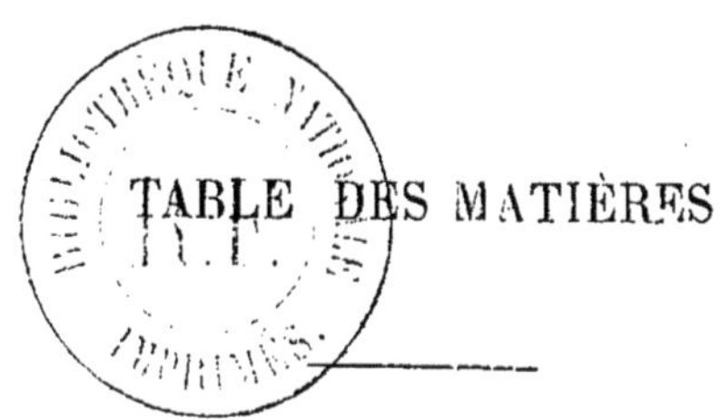

A. Parent, imprimeur de la Faculté de Médecine, rue Mr-le-Prince, 31.